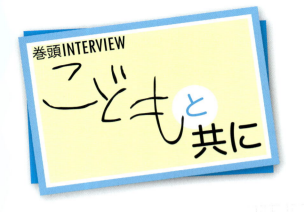

巻頭INTERVIEW
こどもと共に

障がいがあってもみんなと同じような生活をしてほしい。
友達と一緒に学び、遊んでほしい。
障がいを理由に諦めないでほしい。
とりあえずチャレンジ。
ダメなら違う方法で。
あなたなりの人生を楽しんでほしい。

社会で生きていくためのちからをつける。

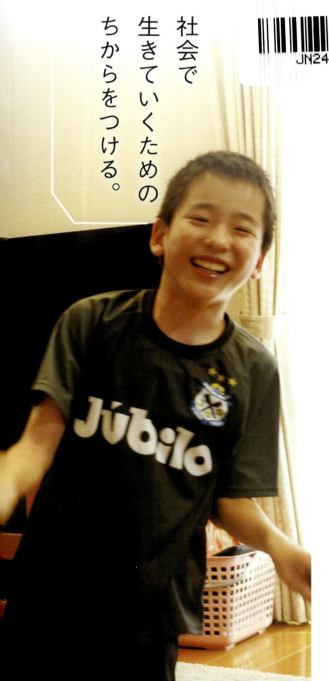

1 脳性まひ

バスケ好きの中学1年生

——バスケットボールが好きな男の子と聞いていました。バスケットボールのどんなところが好きですか？

Sくん これを話し出したら止まらないですよ。刈谷のシーホース三河というチームが好きで、特に桜木ジェイアールという選手が好きでたまりません。どはまりしています。

——好きになったのはいつ頃からですか？

Sくん 小学校4年生の時に学校から無料招待券をもらったのがきっかけです。たまたまその試合を見に行ったら、はまってしまって。とくに得点が入る瞬間が好きですね。
　桜木ジェイアール選手の体を使った、ゴリゴリに押して行きながらのシュートがしびれます。ファンサービスでも、1人ひとりにすごく優しく接しているところにも惹かれています。ホームの試合の日には、よく観戦して、アウェイの時でも電車を使って見に行っています。

利用者：中学1年生男児
疾患名：脳性まひ
家族構成：両親と弟と4人暮らし

巻頭INTERVIEW こどもと共に

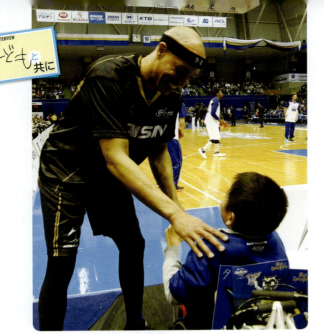

大好きな桜木ジェイアール選手と

 振り返り〜生まれてから〜

生後	生まれた病院で脳性まひと診断され、リハビリテーションを開始。
幼児期	病院から療育センターを紹介され、リハビリテーションを継続。自宅から療育センターまでは、移動に1時間以上かかるため、8歳の頃より週に1度の訪問リハビリテーションを開始、療育センターには今も通っている。

リハを開始された経緯

——リハビリテーションを開始したときのお母様のお気持ちを聞かせてください。

お母さん この子は、予定日より3ヵ月も早く、28週で産まれてきました。

出産翌日、NICUの保育器の中で寝ている姿を見て、生きていてくれて良かったという気持ちと、早く産んでしまった申し訳なさで、涙が溢れ出ました。

その後、脳性まひと診断され、一気に将来が不安になったことが今でも昨日のことのように思い出されます。

当時は知識もあまりなく、リハビリテーションは障がいがある人が受けるものだと思っていましたので、まだ見た目には症状が出ていない息子がリハを受けることに、正直抵抗がありました。しかし、リハを受けて、筋肉のストレッチ方法などを教えていただくうちに、今では、この子のためにもっともっと早くリハを開始したら良かったと思います。

——出会った時はどのような印象でしたか？

安井PT 最初の出会いは療育センターでした。手術で入所されていたときがありまして、寝食共に過ごしていたので、お風呂に一緒に入ったり、一緒に食事をしたり、一緒に保育をしたり、たくさん話をしました。小さいながらも状況把握ができているお子さんだったので、しっかりされているなという印象でした。10時間以上の筋肉と骨を切る手術をしていて、それも乗り越えていらっしゃいます。手術で入院されていたときは、いろいろと挑戦していると、時には悔しくなって涙がポロリと出てきてしまうこともありましたが、その分、がんばれる子というのは、分かっていましたので、親御さん、スタッフともに、小さいうちから「将来は1人で生きていける力をつけていって欲しいな」という思いがありました。

——関わり方で気を付けていることはありますか？

安井PT いままでたくさんのこどもたちと関わった経験の中で「この子は誰かのサポートが

ある中で生きていくんだな」という子がいれば、その子にあわせた関わり方をし、"人にヘルプを頼める子になるにはどうしたらいいのか"という関わり方をしますが、Sくんの場合は"1人で生きていってもらう"ところを1つの視点としていますので、介入のメニューを行うときも、内容を説明して納得してもらってから行うようにしています。

ご家族の方も子育てについてしっかりとした考え方をされていらっしゃいますので、足に少し不自由なところもあるからといって、私が感じる中では甘やかしは一切なく、Sくんの背中を押すように「あなた挑戦してみなさい」「やれるんだから、やってみなさい」と、はっきり伝えられていました。そのため、私たちも不必要に甘やかすことなく、しっかり線を決め、1人の人間として対等な会話を心がけています。

大人になったときに、企業に入って働くことや、もしくは1人でも起業して社会の中で生きていくことを大きなゴールとして設定し、小さいうちからビジョンに入れて関わらせていただいています。

地元の小学校に入るために

——小学校は地元の小学校へ通われていたそうですが、入学のとき、学校への働きかけはされましたか？

お母さん 近所のお友達と一緒に地元の小学校に通わせたかったので、入学の2年前から「こんな子が入りたいですよ」って、アピールも含めて、子どもと一緒に小学校へ見学に行っていました。小学校の先生方も、最初は戸惑いがあった様子で「校舎も古く、バリアフリーではありませんので、話し合っていきましょう」とやんわりとした受け答えでした。それから、教育委員会も含めて話し合っていくうちに、徐々に受け入れてくれる方向になっていき、結果的には思った以上にスムーズにすすみました。

学校側からは、いろいろ質問を受け「階段や歩行器はどうしたらいいですか？」と訊かれることもありました。私たち家族も、学校へすべて任せるつもりでもなかったので「補助が必要なときは、学校へ行けます」と伝えて、安井先生にも相談すると「セラピストからも学校へ説明できますよ」と教えていただいたので、専門職の方からも働きかけていただいてとても安心することができました。

——（セラピスト側として）具体的には小学校にはどのような働きかけをしていたのですか？

安井PT 地域の小学校や保育園が、指導を希望して県に申請すると、巡回指導として担当している療育センターからスタッフを派遣させることできるのですが、当時、療育センターでは県から依頼を受け、理学療法士と作業療法士が小学校へ伺って、Sくんの身体の特徴をお伝えしました。担任の先生だけにお伝えしても、他の先生からみたら「突然（どのように対応したらいいのかわからず、関わることが）こわい子が入ってきた」というようになってはいけないので「できるだけ他の先生もいる時間にお願いします」と伝えると、通常の授業がなく、ある程度の先生がいる入学前検診の日に時間をいただくことができました。

10時間の手術をした後でしたので、手術の説明とSくんの体の特徴を説明しました。それでも特別な子だとは捉えてほしくなかったので、ちょうどその頃、Sくんが大好きだった電車の説明をところどころにはさみ、電車の写真を入れながら、「ちょっとおまけに特徴がついているけど、電車好きの普通の男の子です」と説明

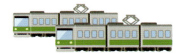

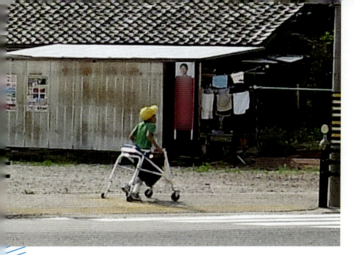

歩行器を使っての登校の様子

しました。

お母さん 安井先生に説明していただくと、学校の先生方も「あっ、こんなもんなんだ。食事にしても、もっと介助がいるのかと思っていました」とか、「結構1人で行動できるんだね」とか感想が聞かれました。病気の名前を聞くと、イメージだけが先行していたみたいでしたが、実際に会っていただいたことで、イメージを払拭していただけたようです。

安井PT 先生たちも疾患名だけ聞くと「なにがくるんだ」って感じになってしまうのだけど、実際に関わりだしてしまえば、この状態なので、なにも問題はありません。

関わりだすための壁を取るために、私たちが少しでもお役に立てたのであれば、それがよかったのかなと思います。私たちが働きかけたのは少しだけ、あとはすべてSくんとお母様たちの努力が大きいですね。

お母さん 朝は、途中まで歩行器を使って学校に通っていますが、その時にちょうど市長さんのウォーキングの時間と重なって、市長さんにも声をかけてもらえるようにもなり、市長さんにも知っていただくことができました。この子がきっかけでT市の障がい児を受け入れる窓口が広がり、障がい児を受け入れる学校も増えた気がします。

―― 入学後の学校との連携の様子を教えてください。

安井PT 定期的に学校へ行って担任の先生とも会っていましたので、先生から「イスはどうしたらいいですか？」「こういうことに挑戦してもらおうと思いますが、大丈夫でしょうか？」などの相談もうけました。その都度、説明をして、不安を取り除いてもらいました。

学校側としても「あの先生が『大丈夫』と言っていたから、やってみましょう」というかたちで、知らない分野のことを知るために私たち専門職を使ってくれていたので、最初にやれたことの意味はとても大きかったと思います。

―― 小学校に入った時のことを覚えていますか？　学校生活はどうでしたか？

Sくん 入学した時は泣いていました。"かあさんがいないと、なにもできない"と感じて、つらいというか、寂しかったですね。でも学校に通っていくうちに、友達もすぐにできて、仲良くしてくれたりして、とても嬉しかったですし、なにより「かあさんがいない」ということを忘れるくらい、学校はとても楽しくなりました。

―― 小学校で印象に残ったことはありますか？

Sくん 6年生の時の運動会ではマイクを使い、友達の演技に合わせて、自分で1つひとつコメントをつけて、ナレーションをしました。

パソコンが得意なので、自分でキーボードを打って、先生にサポートしてもらいながら学校新聞も作りました。新聞の名前は、インスタグラムにかけて「Sスタグラム」。6年生の時には、40号まで作りました。運動会の様子も新

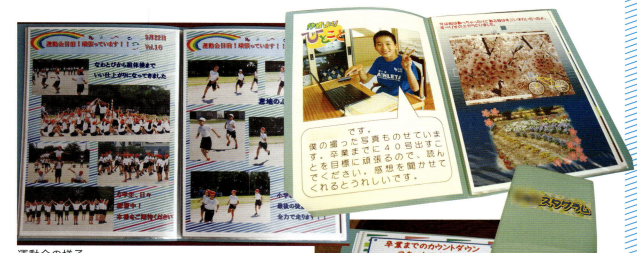

運動会の様子

聞にしています。なかなか陸上大会の練習とか運動会の練習に参加はできないので、撮る役に回ってみんなと関わっていました。

記事は自分で撮った写真をメインにして、コメントを自分で考えてパソコンで打ちました。できた新聞は廊下の掲示板に貼ってもらい、先生とか同級生の方に見てもらいました。

一番弱いところを強みに変える

——「Ｓスタグラム」の中にある記事の中で、見てほしいのはどこですか？

Ｓくん 編み物に挑戦したところです。細かい作業が苦手なので、頑張って作りました。しっかり丁寧にやって、自信に変えることができました。

「**一番弱いところを強みに変えていく**」。これをいつも心がけています。

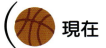 現在

——今年の４月から中学校に入学して、学校生活はどうですか？

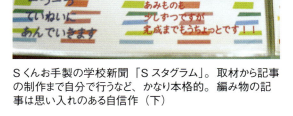

Ｓくんお手製の学校新聞「Ｓスタグラム」。取材から記事の制作まで自分で行うなど、かなり本格的。編み物の記事は思い入れのある自信作（下）

Ｓくん いまは時々、普通級に行って関わりがありますが、いろんな子と仲良くなりたい。もっと僕を知ってもらいたいと思います。知ってもらいたくて、中学校に入ったので。

部活にはプログラミング部に入ろうかなと思っています。パソコンでローマ字を打ったり、ゲームをつくったりすることに興味があるので挑戦したいです。１つひとつ文字を打って、だんだん操作の方法を理解していきながら、わかっていきたいと思います。

――今、リハビリテーションで力をいれているところはありますか？

Sくん　下半身のバランスの強化を目指していて、特におしりの筋肉をつけることを目標にしています。

安井PT　Sくんが、理解して取り組んでくれていて嬉しいですね。下半身は基本弱いところなので重点的に取り組んでいます。

今は、身長が伸びる二次成長の時期にあたり、身長が先に延びるときには筋肉が硬くなりやすいので、どちらかというと機能を伸ばすというよりは、ストレッチをメインに行っています。今の能力を保持しつつ、幅を広げてもらうためにSくんの身体の内部環境を整えることに関わらせてもらっています。

また油断すると、身体がねじれてきたりするので、立位時のアライメント、（Sくんがわかりやすいように言い換えて）「まっすぐか」「まっすぐじゃないか」どうかに気づけるように「今、ずれてる」「ずれてない」というかたちで認識してもらうようしています。私たちも、いつもいい姿勢でいるわけじゃないので、常にいい姿勢でいる必要はなく、一般的にいい姿勢なのかそうじゃないのかを気付いてもらいたいと思っています。

社会で生きていく中で「いい姿勢、しなさい」と言われるときは必ず出てきますよね。その時に「いい姿勢ってなに？」とか、「曲がっているぞ」って言われた時に、「僕、曲がっていません」となってしまうと、社会で生きていくときにすごく不便だと思いますので、<u>「これ楽だけど、曲がっているのはわかっています」</u>っていう子になってもらいたいと思っています。

大きくなる過程で「僕はこういう身体の特徴があるので、この姿勢が楽なんです」など、説明まで言えるようになれば社会で生きていきやすくなるので、理由が言えればそれでいいと思います。

弱い部分を鍛えつつ、曲がっているかどうかなど、本人の特徴に気づき説明できることが大切だと思っています。

将来の夢

――将来、やりたいことはありますか？

Sくん　障がい者スポーツの選手になりたい。車いすバスケットボールや、いろいろな障がい者のスポーツがあるんですけど、それに挑戦したいなと思います。それか、スポーツジャーナリストになりたいです。

訪問するといつも必ず2人でお相撲が始まる。
楽しみながら下半身のバランス強化を目指す

——希望があれば、障がい者スポーツにすぐに参加できますか？　また、リハビリテーションで取り組めることはありますか？

安井PT　参加できる場所は増えていますので、いろんなところへ参加してもらうことはできると思います。身体はスポーツによって鍛えないといけない部分と、スムーズに動かさないといけないところも変わりますので、身体内部の調整にも関わらせてもらいます。また、スポーツによって車いすもすべて仕組みが変わってくるので、バスケなら操作性を重視しますし、たとえばボッチャをやるのであれば、投げるときに安定する車いすのほうがいいとなりますので、そういった環境調整に関しては関わることができます。

スポーツジャーナリストを目指すのであれば、いろいろな場所に1人で行けないといけないので、電動車いすで移動するのか、杖も使って行くのか、場所によっては電動車いすで入れないところもあるかもしれないと思いますので、その場合はどうするのかなど、それらを想定して、家の外へどうやって1人で飛び出していくのかというのを頭に入れて、取り組むことが必要になってきます。電動車いすの操作習得だけではなく、充電が切れたときはどうするのかなど、私たちが知っている知識は前もってお伝えして、緊急事態の対応方法を一緒に考えていきたいと思います。身体面だけでなく、年齢があがるにつれてより現実的なトレーニングと前もっての環境調整は僕ら専門職のやるべきことですね。

——これから、リハビリテーション専門職に望むことはありますか？

お母さん　末永く付き合ってもらいたいと思います。子どもはどんどん成長しますので、年齢に

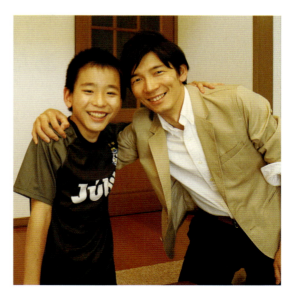

担当の安井PTと一緒に

よって地域や学校との関わりも変化します、その都度サポートしてもらえると心強いですね。

病院では特に担当の方が変わってしまうことがありますが、できれば、担当の人も変わることなく、一緒に子どもの成長を見てもらって、末永く付き合ってもらえたら嬉しいです。

——貴重なお話、ありがとうございました。

取材先大募集！
「こどもと共に」

「小児リハビリテーション」では、取材が可能な障がいのあるお子さん、ご家族、セラピストの方を募集しております。
子育てやリハ時の悩みや取り組み、お子さんが前向きにリハに取り組む様子など、みなさまのあたたかい想いを聞かせていただければと思っております。
採用された方には掲載誌をプレゼントいたします。

詳しくは小児リハビリテーション編集部（直江）まで、下記のTEL/FAX/MAIL宛にご連絡くださいませ。

TEL　052-325-6611
FAX　050-3852-1905
Mail　publisher@gene-llc.jp

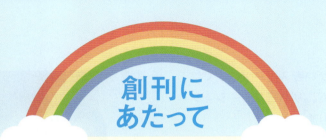

創刊にあたって

『小児リハビリテーション』がここに創刊となりました。表紙にもスローガンのように示されている「みんなで『一緒に』子育てをするという考え方」の発展を願うのがこの冊子の精神です。

ごく当たりまえのことですが、子育てという行為には、子ども本人と育てる側の人々が同時に存在しています。すでに冊子の名称からお分かりかと思いますが、この冊子であえて取り上げる子育ての対象である子どもは、定型発達を謳歌する子どもではなく「障がいを併せ持つ子ども本人」です。一方、育てる側の人々とは、ご両親や保護者様、セラピストあるいは学校や保育園の先生方などの援助者ということになります。従いまして、この小冊子の先に示しました精神に基づく使命は、「理解」と「気づき」という二つの使命が現れてまいります。今後の続刊でも、脈々と二つの使命を果たしてまいるつもりでございます。

どうぞ叱咤激励をいただきまして、ここでもみんなで一緒に本冊子を作り上げるために知恵と実践を集めていただきたいと思います。そのことが、子ども達とそのご家族、そして子ども達に関わる人々が「一緒に」幸せになっていく（well-being）につながると期待して発刊を続けてまいりたいと思います。

では、以下にその本冊子の二つの使命をお示しします。

障がいを伴うお子さんご本人とそのご家族について
理解を深めること

小児リハビリテーションにおいては、子どもの理解とは、脳性まひ、筋ジストロフィー、二分脊椎症などの理解が中心でしたが、今日のニーズを眺めますと小児リハビリテーションにおける子どもの理解は、それらにとどまることができません。発達障害、呼吸器障がい、循環機能障がい、小児がん、I型糖尿病、骨形成不全などの運動器障害などへのニーズが存在していますが、これまででセラピスト達が十分な理解に到達しているとはいえないと思います。そのなかでも、発達障害のニーズの急速な拡がりを無視することはできません。そこで創刊から数回は発達障害を取り上げてまいりたいと思います。創刊号は発達障害をとても理解しやすいよう心がけて編ませていただきましたので、ご一読ください。また、援助するためには子ども本人だけでなく、そのご家族についての理解も必要となります。この点の理解はもっと深くなる必要があると思っておりますので、今後本誌で発信させていただきたいと思います。子ども本人のことと、日々育てておられるご家族のことの理解があいまって、援助のあり方や、具体的な援助方法が明らかになると思います。

障がいを伴うお子さんとそのご家族に関わる
セラピストの気づきを深めること

障がいの種類により援助方法は異なります。外見的に行っていることは同じでも、まったく違うことを狙っている場合があります。それほどに子ども達への援助は個別的で多様です。そのようななかで、セラピストが行っている援助は、子どもとご家族の理解にもとづいた狙いと、それに迫る援助方法となっているかを常に振り返る必要があります。そうでなければ子ども達に変化は生じず、貴重な時間だけが消費されることになります。それでは子どもとご家族に幸せは訪れません。本冊子が、セラピストの援助の狙いと方法に関して、気づきを起こすことができるきっかけとなれば望外の喜びです。

入梅の時期に本冊子を手にしてくださった方々に感謝いたします。紫陽花の開花が、子どもとご家族、そしてセラピストの行く先に優しい勇気を与えてくれそうです。今後ともご愛読の程、よろしくお願いいたします。

群馬パース大学　保健科学部　理学療法学科
学科長　教授　理学療法士（編集委員）　　中　徹

通巻特集

発達障害
①障害像を理解する

- 012 発達障害の主軸となる障害の理解
  鷲見 聡
- 024 運動発達の遅れについて
  新田 收
- 034 日常生活における各種活動の学習の遅れ・困難さとその因子について
  岩永 竜一郎
- 044 社会的行動の学習の遅れ・困難さとその因子について
  佐々木 大樹

連載

- 060 障害をもった子の内部障害①
  「呼吸器」
  小林 主献、横山 美佐子
- 066 こどもの伸びる力を信じる食事支援①
  私たちは何のためにこどもの食事を支えるのか
  浅野 一恵
- 074 他職種からみたセラピスト①
  保育現場の発達支援（保育士の立場から）
  林 尚子

特別寄稿

- 080 虐待防止の一歩手前から
  文字のない絵本を通じた虐待よぼう推進事業
  虐待のリスクは子育てに関わるすべての人にある
  石川 はるえ、なるかわしんご

その他

- 058 ピアサポート（みんなの子育て日記）
- 096 奥付

巻頭 interview ［こどもと共に］
父と弟は野球へ、母とSはバスケ観戦へ
向かうのが我が家の週末です

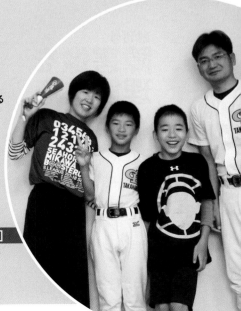

本誌は、小児を対象として日々熱意をもって働いている理学療法士、作業療法士、言語聴覚士、保育者、療育者などのための専門雑誌として、できるだけスタンダードな情報を提供したいと考えています。各セラピストが対象とする障害・疾患は多岐にわたります。単発の報告やトピックスは少なくありませんが、基本的な知識や技術が使える形でまとまった書物は少ないと感じています。そこで、1年を通してひとつの障害を特集することで、基本的知識から地域生活の支援に至るまでの全体像の流れをイメージしていただこうと考えました。知識としてまとまりがあり、今後の学びの基礎となり、それぞれの臨床の中で発展させうるものでありたいと考えました。目標は、「各セラピストが子どもたちの成長・発達を配慮しながら、彼らが家族や仲間と共に幸せな生活を続けるための支援ができる情報を提供する」ことです。

　子どもたちはその生活の中で、「医療」・「福祉」・「教育」の3つの領域に同時に関わっています。しかし、各領域で働く理学療法士、作業療法士、言語聴覚士は、お互いに有機的な情報交換をしながら1人の子どもに関わっているとは言いにくい現状もあります。他職種間及び同職種間の情報共有が子どもの生活を支える鍵ですから、視野を広げるための情報源となれば尚幸いです。

next
介入方法
発達障害の考え方、子どもたちとのかかわり方を事例等を通じて掘り下げ

2018年「小児リハビリテーション」
創刊号
障害像を理解する
発達障害の基礎的な知識をつける。小児を専門とする Dr、PT、OT、臨床心理士から見た発達障害像

after the next
変化を捉える
発達障害の評価の仕方、ライフステージの変化による課題とその支援

〈通巻特集〉発達障害

発達障害は、いじめ、不登校、引きこもり、ニートなどの社会的問題にも関係しており、特別支援教育という、学校の在り方にも大きな布石を打った彼らの、乳幼児期から成人期に至るまでの基本的なとらえ方を考えてみたいと思います。

　第1回は「障害像を理解すること」を目的としました。各専門分野の考え方やアプローチは、第2回以降に掲載する予定です。まずは、発達障害といわれる人たちの心身に起こっていることを多角的な方向から理解してください。その知識は、彼らの行為行動と家族やその周囲の人たちの訴えを読み解く鍵になると思います。そして、本人が「自覚している・いない」に関わらず、「本人の困りごと」を見抜く力になると思います。これらが、各セラピストのアセスメントとアプローチの基礎になるはずです。

　小児期から障害のある子どもたちは、各ライフステージで発達上もしくは生活上の課題が変化し、その変化に応じた支援が必要です。障害があると分かった時からその人生を通した長い関わりが必要であり、彼らの家族にも同様に長い支援が必要です。彼らの人生を支援し続けるためには、今よりも多くの人が理解と関心を持って関わってほしいと感じます。

　末筆ながら、本誌が、障害のある子どもとそのご家族の暮らしや関係者による支援の一助となりますことを編集委員一同、祈念しております。

フリーランス作業療法士（編集委員）　**中路純子**
（元　中部大学　生命健康科学部 作業療法学科　教授）

1. 発達障害の主軸となる障害の理解

日本福祉大学　子ども発達学部教授・小児精神科医
鷲見　聡

はじめに

　近年、発達障害に対する社会的関心の高まりと共に、発達障害と診断される子どもの数が急増している。また、小児リハビリテーションの対象としても、発達障害に対する理解の重要性が高まっている。しかしながら、発達障害の概念は時代と共に変化してきたため、それに対応した新しい知識が常に必要となっている。たとえば、発達障害という用語は、知的障害と肢体不自由児を中心に使用されていたが、その後、知的障害を伴わないタイプも対象に含めるようになり、さらに、発達障害者支援法では知的障害を含まなくなった。診断名のそれぞれに関しても、次々に新しい名称が採用されている。たとえば、自閉スペクトラム症、限局性学習症、言語症、語音症、小児期発症流暢症、社会的コミュニケーション症などである。したがって、新たに採用された名称とそれらが意味するものを、リハビリテーション関係者はしっかりと把握する必要がある。

　本稿では、新しい診断分類の解説を最初に行い、次に、主軸となる発達障害について、年齢による変化を解説する。さらに、発達支援を考えるうえで重要な疫学的研究について紹介する。なお、具体的な介入（支援）方法に関しては、本誌の次号特集にて掘り下げる。

新しい診断分類DSM-5[1]

(1)総論

　米国精神医学会が編集している「精神疾患の診断・統計マニュアル」（略語はDSM）は、医学分野のみではなく、保健、福祉、教育などさまざまな分野で使用されている。このマニュアルの特徴は、「操作的診断」という方法を用いていることである。精神症状のチェック項目を作成しておいて、患者がその項目にいくつ当てはまるかを調べ、操作的（機械的）に特定の診断名に振り分ける診断方法である。前もって定められた手順を踏むため、診断者（医師）の間違いが少なくなる方法である。

　DSMの最新のものは、第5版であるDSM-5（英語版[1]、日本語版[2]）である。それには最近の知見が反映されているため、診断分類を学べるだけではなく、新しい概念の理解にも役に立つ。このDSM-5では、「発達障害」とほぼ一致する「神経発達症」という大カテゴリーが設けられている。従来のDSMには、発達障害に相当するカテゴリーがなかったために発達障害という用語が医学分野でも使われてきたが、今後は神経発達症という名称が広まっていくと予想される。

---

1) American Psychiatric Association. Neurodevelopmental Disorders. Diagnostic and Statistical Manual of Mental Disorders. Fifth Edition (DSM-5). New York, American Psychiatric Publishing; 2013. P.31-86.

2) American Psychiatric Association: 神経発達症群. DSM-5 精神疾患の診断・統計マニュアル（日本精神神経学会日本語版監修）. 東京: 医学書院; 2014. P. 31-85, 2014

また、DSM-5では、「ディメンショナル」という新たな概念が導入されている。この考え方は精神医学分野で広まってきた考え方で、「ディメンショナル」を日本語に直訳すると「次元的」となる。ある特徴（症状）をひとつの次元と捉え、その特徴がどの程度かを評価することである。たとえば、○○に関してはこの程度、△△に関してはこの程度、□□に関してはこの程度、と評価を行う（図1）。このような評価を行うことにより、1人ひとりの発達の凸凹がより正確に把握できるようになる[3]。

なお、DSMの英語版の「disorder」という単語は、これまでは「障害」と訳されていたが、「障害」という訳語が強いショックを与える場合があるため、「症」（複数形は症群）と訳することになった。ただし、従来の訳語を禁止すると混乱が生じるため、現時点では「症」「障害」のいずれを使用してもよいことになっている。なお、本稿では「症」を使用する。

(2) 自閉スペクトラム症（ASD）

自閉スペクトラム症（Autism Spectrum Disorder：ASD）は従来の広汎性発達障害に相当する診断分類である。

ただし、これまで設けられていた下位分類（自閉性障害、アスペルガー障害、レット障害、小児期崩壊性障害、特定不能の広汎性発達障害）が廃止され、ASDというひとつの分類になっている（図2）。自閉的な特徴が、重症例から軽

[3] 鷲見 聡：診断分類の変遷．発達障害の謎を解く．東京：日本評論社；2015. p.114-126.

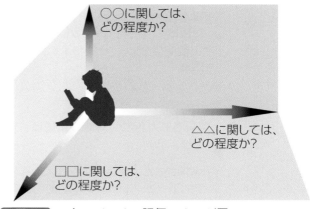

図1 ディメンショナル評価のイメージ図
多軸で評価を行うことで、疾患の多様性を捉えることができる

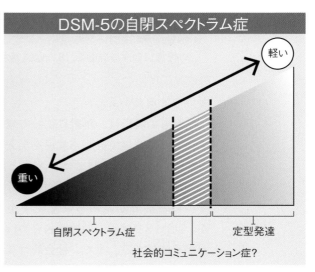

図2 広汎性発達障害と自閉スペクトラム症

症例、さらに一般集団へと連続的に分布していることと、従来の下位分類の間には明確な違いが存在しないことが明らかになったため、ASDという新分類が設けられたのである。

ASDの診断基準は「社会的コミュニケーション」と「限局された行動・興味」の2領域の基準からなる。

社会的コミュニケーションの領域には、

①対人的・情緒的関係に困難がある
②非言語的コミュニケーションを用いることが困難
③人間関係を発展させ維持することなどが困難

という内容の3項目がある[1][2]。

限局された行動・興味の領域は、

①常同的または反復的な行動（玩具を1列に並べる、単調な常同運動、反響言語など）
②同一性への固執（小さな変化に対する極度の苦痛など）
③きわめて限定された興味（一般的ではない物への没頭など）
④感覚刺激に対する異常反応（特定の音や触覚に対する過敏さ、または鈍感さ）

という4項目がある。

それらの特徴は、年齢によって変化していくため、後で詳しく解説を加える。

なお、従来のDSMでは、ASDと注意欠如・多動症（後述）との両方の診断名をつけることが認められていなかったが、DSM-5では両方の診断名をつけることが可能である。また、社会的コミュニケーション症（後述）という新たな診断

分類がDSM-5では設定されている。ASDの診断基準を満たさない、つまり、ASD児と定型発達児の中間に相当するケースの一部には、この診断分類が適用される可能性があるが、実際の臨床でどこまでこの分類が用いられるかは今後の推移を見守る必要がある（図2右）。

⑶注意欠如・多動症（ADHD）

ADHDの診断基準には「多動・衝動性」と「不注意」の2つの領域が設けられ、それぞれに9の項目がある。

【多動・衝動性】
①手足をそわそわ動かす
②席をはなれる
③走り回る
④静かに遊べない
⑤じっとしていない
⑥喋りすぎる
⑦質問が終わる前に答える
⑧順番を待てない
⑨他人の邪魔をする

【不注意】
①不注意な間違い
②注意の持続が困難
③聞いていないようにみえる
④義務遂行が困難
⑤順序立てて課題ができない
⑥精神的努力を避ける
⑦物をなくす
⑧刺激に気が散る
⑨日々の活動で忘れっぽい

この2つの領域の片方、または両方に関して、9項目中の6項目以上の症状がある場合に、ADHDの診断をつけることができる。ただし、12歳以前に発症し、

６ヵ月以上の期間にわたって２つ以上の場所（たとえば自宅と学校）で症状が認められる必要がある。このADHDの特徴も、年齢によって変化していくため、後で詳しく解説を加える。

(4)限局性学習症

「学習障害」という用語は教育関係者の間でも広く使用されている。文部科学省の定義は「学習障害とは、基本的には全般的な知的発達には遅れはないが、聞く、話す、読む、書く、推理する、あるいは計算する能力の取得と使用に著しい困難を示すさまざまな状態で、中枢神経系に何らかの機能障害があると推定される」である。

一方DSM-5では、「限局性学習症」という学習障害にほぼ一致する分類が設けられている。診断基準は「実年齢より学業的技能が著明に低く、文字を読む、読んだ意味の理解、綴字、文章記述、数概念や計算、数学的推論の中の１つ以上に困難を生じる。ただし、知的能力障害、視力障害、聴力障害、不適切な教育による場合は限局性学習障害と診断しない」である。

(5)知的能力障害

これまで使用されてきた「精神遅滞」に代わり、DSM-5では「知的能力障害」という名称が用いられている。また、従来は知能指数の数値（おおよそ70）が基準値として使用されていたが、DSM-5では臨床的評価をより重視して、知能指数は記載されていない。重症度評価に関しても、知能指数よりも臨床的評価を優先している。重症度評価の手順は、知的能力を、概念的領域、社会的領域、実用的領域の３つに分け、それぞれについて、軽度、中等度、重度、最重度の４段階評価を行う。日常生活上の困難度を重視した重症度評価で、必要な支援レベルを推測することができる。

(6)言語症

言語発達に遅れがみられる幼児に対しては、さまざまな名称が使用され、小児科の臨床現場では「言語発達遅滞」「発達性言語障害」がよく使われてきた。DSM-5では「言語症」という名称が用いられ、診断基準は「年齢に対して期待される言語能力より低く、語彙、構文、話法などの習得と使用に持続的な困難があるため、社会的活動に制限をきたしている状態」である。なお、聴力障害、運動機能障害、知的能力障害、ASDによる場合には言語症と診断しない。

(7)語音症

臨床現場で広く使用されている「構音障害」に相当し、正しい発音が困難な状態を意味する。定型発達児でも３〜４歳時には発音の誤りがあることが少なくないため、その時期には語音症と診断しない。なお、口蓋裂などの器質的構音障害と、聴覚障害が関連している場合には語音症と診断しない。

(8)小児期発症流暢症

音声または音節を反復する、あるいは無言状態で会話が停止することで、従来の「吃音」の概念とほぼ一致する。なお、社会生活に困難を生じない、ごく軽い症状の場合には、この診断をつけない。

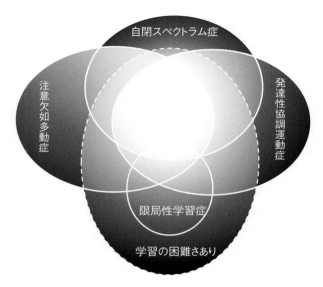

図3 発達障害のオーバーラップ
発達障害では複数の症状が併存している場合が多い

(9) 社会的コミュニケーション症

新たに設けられた診断分類で、「ASDの主要徴候の1つである「社会的コミュニケーションにおける困難」があり、もう1つの「興味や行動の限局」がない場合に、この分類が適用される。

(10) 発達性協調運動症

協調運動とは複数の筋肉が連動して円滑な運動を行うことである。例として、物をつかむ、はさみや刃物を使う、書字、スポーツを行うことなどが、診断マニュアルに記載されている[1) 2)]。発達性協調運動症では、協調運動の発達レベルが年齢に比べて低く、日常生活活動に支障が生じている。ただし、知的能力障害、視力障害、神経疾患、後天的な疾患による場合にはこの診断名を使用しない。なお、ASDやADHDに合併した場合には、発達性協調運動症の診断名を同時につけることができる。

(11) チック症

チックとは、突発的で、すばやく、一定のリズムで繰り返される不随意運動および発声である。繰り返すまばたき、首すくめ、顔の表情を変えるなどの運動のチックと、咳払い、鼻鳴らし、汚言症、反響言語などの音声のチックがある。

(12) 発達障害の合併

発達障害の特徴が単独で現れる場合もあるが、複数の発達障害が合併する場合が多い。特に、ASD、ADHD、発達性協調運動症の3つは互いに合併しやすい（**図3**）。それらが合併する比率は3～7割と報告されている。また、学習上の困難さを示す発達障害児は多いが、それらの児の中で、医学的基準である限局性学習障害に該当する児は比較的少ない。知的能力障害（図3では省略）は、ASDやADHDには合併する場合があるが、限局性学習症には合併しない（知的発達の遅れのある児は限局性学習障害と診断しない）。

年齢による特徴の変化

発達障害の特徴は、年齢と共に大きく変化していくものであり、決して固定的な状況がそのまま続くわけではない。発達障害の中でも、特にASDとADHDは年齢的変化が大きいので、以下に取り上げる。

特集｜発達障害①障害像を理解する
発達障害の主軸となる
障害の理解

ASDの
特徴の変化（図4）

　乳児期の対人関係の特徴は「あやしても喜ばない」「人見知りがない」逆に「人見知りが強い」などだが、それだけでASDを疑うのは早計である。

　定型発達児でもその約3割は「人見知り」がないからである。しかし、もし対人関係の問題が根底にあるならば、その後も対人関係に関する特徴、たとえば、「親の後追いをしない」「呼んでも無視する」などが現れてくる。その後、「目は合わせるが不自然にじっと見つめる」「目配せ（視線）を使ったメッセージの理解が困難」「感情を相手と共有することが苦手」といった特徴が現れる場合が多い。3歳頃になると「友達に関心を示さない」

ことなどが目立ってくる。その後、成長と共に他児と遊べるようになることは少なくないが、「指示を出してくれる年長児とは遊べるが同年齢の子どもとは遊べない」など、違った形の友人関係の困難さが残りやすい。

　小学校入学以降、友人関係により困難が生じる場合が少なくない。年齢が違う友人とは比較的上手く関われる（年上の児がリードする）が、同級生との関わりが苦手な児が多い。また、「自分の考えを頑として譲れない」タイプもいれば、逆に「嫌なことでも断れず、我慢してしまう」タイプもいるが、いずれにせよ、バランスの取れた友人関係が難しい場合が多い。

　言語発達に関しては、始語の遅れ（2

0歳	1歳	2歳	3歳	4歳〜

対人関係・コミュニケーション

0歳	1歳	2歳	3歳	4歳〜
＊あやしても喜ばない	＊後追いをしない	＊一人遊びに没頭	＊友達と関わらない	＊ルール遊びができない
＊人見知りない（激しい）	＊呼んでも無視	＊呼んでも無視	＊介入をいやがる	＊共感する表情がない
＊おとなしい（激しく泣く）	＊視線が合いにくい	＊視線が合いにくい	＊ごっこ遊びをしない	＊同年齢児と遊べない
	＊共同注意の遅れ	＊エコラリア	＊会話が成立しない	＊相手に合わせて話せない
	＊言語理解・始語遅れ	＊独り言が多い	＊質問に答えられない	＊全体への言語指示の理解困難
	＊指差し行動の遅れ	＊特異な言語表現	＊一方的に話す	
	＊クレーン現象		＊発語数は増加	

常同行動・こだわり・感覚過敏

0歳	1歳	2歳	3歳	4歳〜
	＊手かざし	＊物並べ、物の一部などに執着	＊同じ服、靴着用	＊偏った知識
	＊クルクル回る		＊道順にこだわる	＊パンツで排便
	＊神経質、怖がり	＊神経質、怖がり	＊極端な偏食	＊決まった手順
		＊感覚過敏（音など）	＊感覚過敏（音など）	＊感覚過敏（音など）

集団生活上の問題

3歳	4歳〜
＊好きなことしかしない	＊課題をやらない
＊注意しても聞かない	＊勝手な行動が多い
＊友人をかむ、たたく	＊初めての時に混乱
＊落ち着きがない	＊落ち着きがない
＊かんしゃく	＊かんしゃく

図4　自閉スペクトラム症の特徴の年齢による変化

歳を過ぎても発語がない）がよくみられる。同時に、音声言語以外のコミュニケーション（ジェスチャーなど）の発達も遅れることが多い。また、言葉が出始めてからも、

「独り言が多い」
「決まったパターンのセリフ」
「オウム返し」
「助詞の使い方の混乱」

などがしばしば認められる。

その後、発語数が増えた場合でも「相手の長いセリフは理解できない」「質問に上手く答えられない」などの困難さが残る場合が少なくない。

小学校に入学する頃になると、長いセリフでの会話が可能になる児が多い。一見、コミュニケーション能力には問題がないようにみえるが、多人数の中での会話などでは、困難が生じやすい。中学校以降、子ども同士の関係はより複雑化し、場面に応じた会話が求められるようになる。しかし、大部分のASD児は場面に応じた会話が苦手である。周囲のサポートが十分ある場合には問題化しないが、不十分なときには学校生活で大きなストレスを抱え、不登校にもなりやすい。さらに、ゲームやインターネットに長時間没頭する児もいる。学習面は、より困難になっていく児がいるが、その一方で得意な科目で高得点を挙げる高機能のASD児もいる。

ASDの特徴のひとつは、特定の行動

	小学校	中学校	高等学校	成人
対人関係・コミュニケーション				
	*的外れな答えをする	*場面に応じた会話ができない		*場面や相手にあわせた会話が苦手
	*友人とうまく関われない	*友人がいない	*友人がいない	*一人で過ごすことが多い
	*多人数での会話が苦手	*いじめられる		*その場の空気を読めない
	*おとなしい(逆に攻撃的)	*おとなしい(逆に攻撃的)		*異性との関わりが特に苦手
	*相手が嫌がることをする			
こだわり・感覚過敏				
	*興味のあることに没頭	*興味のあることに没頭		*興味のあることに没頭
	*一番でないと気がすまない	*偏った知識		*偏った知識
	*手順等にこだわる	*感覚過敏(音など)		*感覚過敏(音など)
	*同じ服や靴着用			
	*感覚過敏(音など)			
集団生活上の問題				
	*好きなことしかしない	*課題をやらない		*面接試験が上手くいかない
	*注意しても聞かない	*勝手な行動が多い		*仕事の遂行が困難
	*学習面の困難さ	*学習面の困難さ		*人にだまされやすい
		*不登校		*精神的に不安定

特集｜発達障害①障害像を理解する

発達障害の主軸となる障害の理解

や対象物にこだわること（執着する）である。

たとえば

「回るもの（扇風機、ファンなど）に関心」
「自分自身が回る」
「戸の開閉を繰り返す」
「物の一部（たとえばミニカーのタイヤ）に執着」
「玩具を1列に並べる」
「道路標識やマークなどに強い関心」
「決まった順番に執着する」
「目の前で手指をひらひら動かす」

などで、幼児期に特に目立ちやすい。

それらの行動は、年齢と共にその対象が変化していくことが多い。なお、特定のものに没頭して良く覚えるという特徴は、長所として生かせる場合がある。たとえば、生き物に関する豊富な知識があれば、それは欠点ではなく、得意分野である。

成人期の課題としては

「就職の面接試験が上手くいかない」
「就職しても仕事が長続きしない」
「友人関係が上手く行かない」
「騙されやすい」
「精神的に不安定になる」

ことなどが挙げられる。

しかし、成人期の経過はケースによって大きく異なる。職場にも適応できる人から、社会活動参加が全く困難な人までいる。成人期においても、1人ひとりの状況に合わせて、支援を進める必要がある。

ADHDの特徴の変化（図5）

幼児期には

「走りまわる」
「外出時に迷子になる」
「着席場面で座っていられない」
「座っていても体を常に動かしている」
「興味のある物へ突進していく」
「順番を待つことができない」
「黙っていられない」

などの多動・衝動性が目立つ場合が多い。

それらの行動は、定型発達児でも幼児期には少しはみられるが、ADHD児の場合には、その行動の頻度が高く、その程度が極端である。「気が散りやすい」「話を集中して聞けない」などの注意集中の困難さも、ADHD児の特徴であるが、幼児期には問題化しにくい。なぜなら、定型発達児でも長時間集中することが難しいため、ADHD児が比較的目立ちにくいからである。また、幼児期には持ち物の管理を保護者や保育者が手伝うことが多いため、「忘れ物が多い」「落とし物が多い」という不注意傾向も目立ちにくい。しかし、問題視されにくいだけで、幼児期にも注意の集中の困難さが存在している場合が多いと考えられている。

小学校入学後に顕在化しやすいのは、学習上の問題である。たとえ着席していても、授業を聞いていなければ理解が困難になる。また、授業中に喋りすぎて回りに迷惑をかける場合もある。テストを解く際に、問題を読み飛ばすなどの不注意な間違いをしやすい。3、4年生になって学習内容が難しくなると、さらに授業

の理解が困難になることが少なくない。その結果、学習意欲が低下し、ますます授業の理解が困難になるという悪循環に陥りやすい。また、小学校には多くのものを持参するため、忘れ物やなくし物も頻回にする児もいる。

小学校高学年になると、多動・衝動性が改善していくケースが少なくない。しかし、その頃になっても学校生活が上手くいかない、つまり、長期間にわたり失敗体験を積み重ねられた場合には、自尊感情が低下してしまう。一方、適切なサポートがあれば、成功体験を積み重ね、適応できる可能性が高くなる。

中学校入学以降は、学習内容がより難しくなると共に、友人関係がより複雑化するため、学校不適応や不登校により陥りやすい。精神的にも不安定になりやすく、親や教師に反抗的になる場合がある。しかし、小学校時代と同様に、周囲のサポートによって学校生活により適応でき

る場合が少なくない。成人になってからも、

「忘れ物や落とし物が多い」
「約束を忘れる」
「時間を守れない」
「不注意な間違いが多い」

などの特徴が残ることが多く、その結果として仕事が上手くいかないことがよくある。しかし、

「確認する習慣を身につける」
「チェックリストを作る」
「メモを取る」
「タイマーを使用する」

などの工夫によって、問題を克服できる場合がある。さらに、特徴を長所として生かせる可能性がある。

たとえば「よく喋って場を盛り上げる」「行動力がある」「好奇心がある」などである。

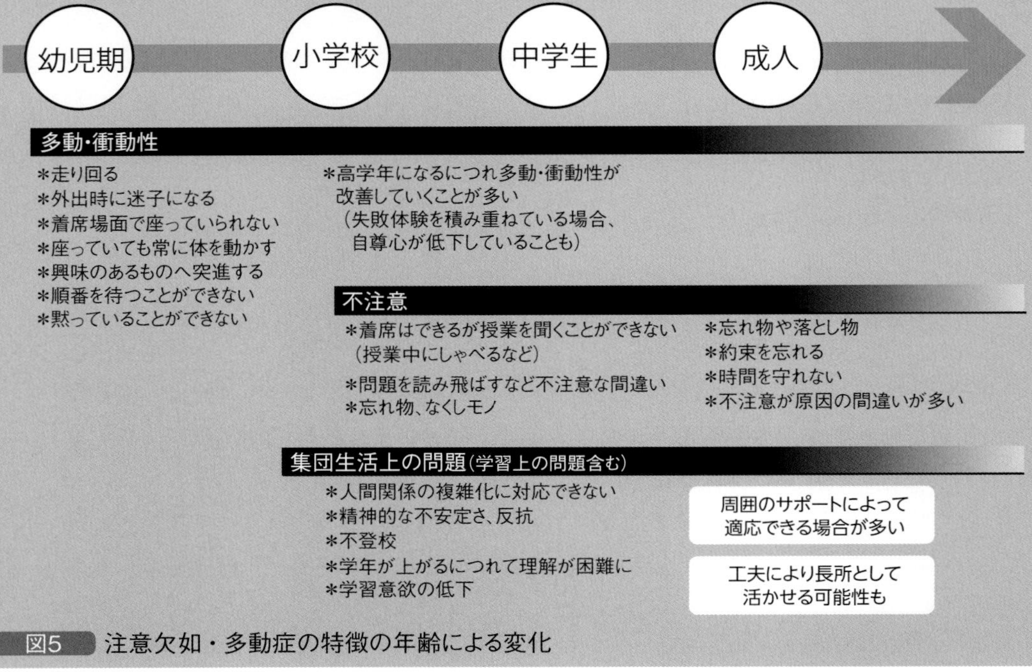

幼児期　小学校　中学生　成人

多動・衝動性
＊走り回る
＊外出時に迷子になる
＊着席場面で座っていられない
＊座っていても常に体を動かす
＊興味のあるものへ突進する
＊順番を待つことができない
＊黙っていることができない

＊高学年になるにつれ多動・衝動性が
　改善していくことが多い
　（失敗体験を積み重ねている場合、
　自尊心が低下していることも）

不注意
＊着席はできるが授業を聞くことができない
　（授業中にしゃべるなど）
＊問題を読み飛ばすなど不注意な間違い
＊忘れ物、なくしモノ

＊忘れ物や落とし物
＊約束を忘れる
＊時間を守れない
＊不注意が原因の間違いが多い

集団生活上の問題（学習上の問題含む）
＊人間関係の複雑化に対応できない
＊精神的な不安定さ、反抗
＊不登校
＊学年が上がるにつれて理解が困難に
＊学習意欲の低下

周囲のサポートによって
適応できる場合が多い

工夫により長所として
活かせる可能性も

図5　注意欠如・多動症の特徴の年齢による変化

発達障害の疫学研究

「有病率」とは、一定の人口の中で、ある病気（障害）に罹患している人の比率である。ある病気（障害）の患者に効果的な支援体制を整えるためには、この有病率を知る必要がある。なぜなら、1万人に1人の稀な病気と、10人に1人の病気では、支援方法が大きく違うためである。そこで、発達障害児の有病率に関するこれまでの研究を振り返る。

(1) ASDの有病率

自閉症の有病率は1960〜1970年代には0.04〜0.05％、すなわち、1万人にわずか4〜5人と報告されていた。つまり、自閉症は極めて稀な障害と考えられていたのである。ところが、1980年代には0.1％、約1000人に1人と報告されるようになり、2000年以降、スペクトラムの概念の浸透と共に有病率がさらに上昇した。たとえば、2005年の愛知県名古屋市の調査では2.1％、すなわち100人の子どもの中の2人がASDという結果が得られ、ASDは決して稀ではない特性と考えられるようになった。このASDの増加には、数多くの要因が関係している。診断基準の拡大、発見体制の整備、生物学的要因による増加などである。それらの詳細については、拙著[4]で述べているため省略する。

(2) ADHDの有病率

注意欠如・多動症（以下、ADHD）の有病率に関して、アメリカでは繰り返し調査が行われてきた。それによると、1990年代の有病率は5％以下だったが、その後上昇傾向が続いている。アメリカ疾患管理予防センターの調査では、2003年は男児における有病率が11.0％、女児では4.4％、全体では7.8%で、2007年は男児が13.2%、女児が5.6%、全体では9.5%だった。わが国では、数％、100人に数人の子どもがADHDと推測されている。

(3) 発達支援のニーズ

報告によって数値にバラツキがあるが、発達性協調運動症の有病率も数％、学習障害の有病率も数％と考えられている。しかし、複数の発達障害が合併する場合が多いため、それぞれの有病率を単純に合計した場合には全体の有病率が過大に見積もられる。そのため、合併率も用いて人数を算出する必要があるが、合併率に関する正確なデータが乏しい。

しかし、発達支援ニーズの全体量を知る方法としては、発達支援機関の利用児の人数から推測する方法もある。たとえば、名古屋市では在住児の子どもの約10人に1人が市内の療育センターを利用している。したがって、10人に1人以上の子どもに対して、発達支援が必要であると考えられる。

おわりに―診断分類と発達支援

診断名をつける第一の目的は、情報交換を容易にして治療が上手くいくようにするためである。また、共通の診断基準を用いることにより、知見の蓄積が可能になって、治療の進歩にもつながる。また、診断名の告知によって、本人や家族

4) 鷲見　聡：疫学研究からみた発達障害. 発達障害の謎を解く. 東京: 日本評論社；2015. p.10-25

の気持ちの整理に役に立つ場合がある。さらに、福祉制度の利用に診断名が必要な場合もある。そのため、発達支援に関わるスタッフは、診断名称の意味を、まず理解する必要がある。

　一方で、診断名を過大に重視することに弊害はある。同じ診断名の場合でも、症状や特徴は1人ひとり違っているからである。特にASDの場合には、一般就労が期待できるケースから重度の知的障害を合併するケースまで、さまざまなケースが含まれているため、診断名のみではどのような支援が必要なのか、想像することができない。また、子どもたちは年々成長していくため、幼児期には診断名が必要であっても、その後改善し、診断基準を満たさなくなる（寛解）場合もある。したがって、診断名に応じた画一的な発達支援では上手くいかない場合が多い。そこで、日々の発達支援の場面においては、1人ひとりの、その時々の状況を、的確に把握することが重要である。すなわち、「どの診断分類に属しているか」よりも

> 「ASDの特徴はどの程度か」
> 「ADHDの特徴はどの程度か」
> 「知的発達のレベルはどの程度か」
> 「協調運動の発達はどの程度か」

など、それぞれの程度を正確に評価し、その発達の凸凹に応じて、その時点での適切な目標設定を定めるようにしなければならない。

　また、リハビリテーションを行う際に、能力向上のみを追求しすぎると、親子が精神的プレッシャーを強く感じる場合があるため、精神面安定への配慮も忘れてはならない。スモールステップの目標を設定し、リハビリテーション場面でも成功体験を積ませることによって自信をつけさせ、自尊感情が育まれるようにしたい。

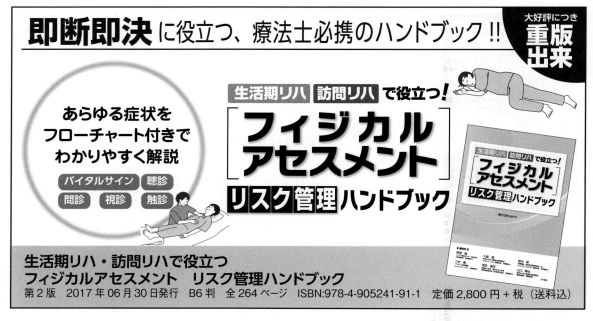

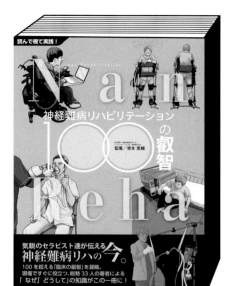

2. 運動発達の遅れについて

首都大学東京 大学院　教授
理学療法士
新田　收

発達障害児における運動の特徴

子どもたちのなかに、目立って、運動についていけない子どもが観察されることがある。運動発達の遅れは、個性の範囲として、見過ごされることもある。片足跳びができない、はさみや箸が上手に使えない、靴の紐が結べないなど、粗大運動から微細運動、日常生活での動作にまでおよぶ[1]。こうした子どもたちは、保育園、幼稚園に通う3、4歳の段階で認識されるようになることが多い。家庭で生活している間は問題とされることはなく、集団生活を送るようになって、同年齢の子どもたちとの違いに気づく。

「発達障害」として代表的な「注意欠如・多動症（Attention-Deficit/Hyperactivity Disorder：ADHD）」「自閉スペクトラム症（Autistic-Spectrum Disorder：ASD）」も、幼稚園や、保育園への参加を機に、これらの問題が明らかとなることが多い。自閉・多動・注意障害といった「発達障害」に観察される一連の問題と、運動発達のつまずき、一見異なる要素ではあるが、同様の時期に顕在化する。

臨床現場においてADHD、ASDについて、その日常生活を観察していると、姿勢が不安定、ふらつくことが多い、転倒しやすい、不器用、動作模倣が苦手、といった症状が高頻度で確認される。

ADHDやASDにおいて、運動発達の遅れに影響を与える因子が隠れている可能性がある。ADHD・ASDにみられる自閉・多動・注意障害と、運動発達の遅れは、同一の原因から派生する症状であり、1つの障害を異なる側面から観察した結果といえるかもしれない。

「発達障害」に分類される障害のなかに「発達性協調運動症（Developmental Cooordination Disorder：DCD）」がある。学齢期には運動の得意な児と苦手な児の差も明らかになってくる。この時、個人差のレベルを超え、学習や日常生活に支障を及ぼすレベルで、運動に問題を示すことがある。DCDとはこうした、発達に伴い明らかとなる運動の障害を示す概念である。DCDは現在認知度が低く、診断名となることはまだ多くはない。保護者も、子どもに運動のぎこちなさや、不器用さがあったとしても、そのことを理由に医療機関を受診することは稀である。幼児期に不器用さが目立ったとしても、成長と共に解消されるだろうと考える場合も多い。しかし、実際は成人になっても、著しい不器用さが容易に改善しない例が存在する[1]。DCDと診断されたケースであっても、もともと保護者はADHDを疑い、医療機関を訪れ、ここでケースの運動のぎこちなさ、不器用さが指摘され、診断に至ることが多い[2]。ADHDとDCDは隣接した疾患であり、

---

1) 渋谷郁子：幼児の不器用さについての保育者の印象, 立命館人間科学研究 21, 67-74, 2010.

特集｜発達障害①障害像を理解する
運動発達の遅れについて

ADHDにDCD同様の運動機能の特徴があることは、広く知られている。

ADHDの30 〜 50％にDCDが併存するとされている[3]。有病率に関して日本における報告は見られない。米国精神医学会による、精神障害の診断と統計マニュアル（Diagnostic and Statistical Manual of Mental Disorders：DSM）では、5 〜 11歳の子どもでは6％と見積もられている。英国のBritish Association for Community Child Healthによる2000年作成障害児支援ガイドには、DCD有病率5％とされている。性別は4：1で男児が多く、低出生体重児に頻度が高いという報告もある[4]。DCDの症状は50 〜 70％で、成人になっても存続するとされている[3]。

発達性協調運動症（DCD）についての診断基準

DCDに対する認識に関し、重要な改定が2013年に行われている。現在診断基準に関しては、米国精神医学協会の診断基準（Diagnostic and Statistical Manual of Mental Disorders）と疾病及び関連保健問題の国際統計分類（International Statistical Classification of Diseases and Related Health Problems）が広く用いられている。これらの診断基準は、新たな研究成果や、解釈の変更などにより改定が繰り返されている。米国精神医学協会の診断基準は DSM-Ⅳ が使用されていたが、2013年に改定されDSM-5となっている。ここで「発達性協調運動症」に関して大きな改定が行われた。

DSM-5では以下のように記載されている。

発達性協調運動症の診断基準（DSM-5）

A 協調運動技能の獲得や遂行が、その人の生活年齢や技能の学習および使用の機会に応じて期待されるものより明らかに劣っている。その困難さは、不器用（例：物を落とす、または壁にぶつかる）、運動技能（例：物を掴む、はさみや刃物を使う、書字、自転車に乗る、スポーツに参加する）の遂行における遅さと不正確さによって明らかになる。

B 診断基準 A における運動技能の欠如は、生活年齢にふさわしい日常生活活動（例：自己管理，自己保全）を著名および持続的に妨げており、学業または学校での生産性、就労前および就労後の活動、余暇、および遊びに影響を与えている。

C この症状の始まりは発達段階早期である。

D この運動技能の欠如は、知的能力障害（知的発達障害）や視力障害によってうまく説明されず、運動に影響を与える神経疾患（例:脳性麻痺、筋ジストロフィー、変性疾患）によるものではない。

2) 中井昭夫：発達性協調運動症，臨床精神医学 40 増刊号，335-338，2011
3) 中井昭夫：不器用な子どものたちに関する基本的な理解 - 発達性協調運動症 -，チャイルドヘルス 18（6），406-409，2015
4) 森栄美子：DCD（発達性協調運動症）における発達と障害，障害問題研究 40(1)，26-33. 2012.

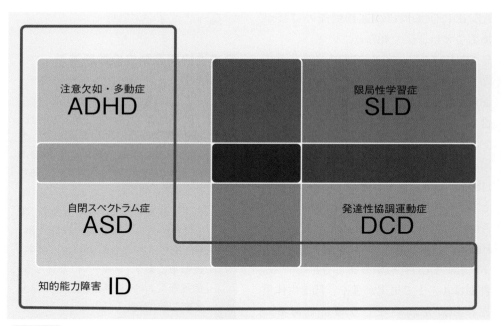

図1 DSM-5におけるおもな神経発達障害の関係
DSM-IV-TR（2000）までは、広汎性発達障害（PDD）とADHD、PDDとCDの併存は認めていなかったが、DSM-5（2013）ではASD、ADHD、ASDとDCDの併存が認められた。

DSM-5における改定の最も大きい点は、DSM-IVに記載されていた「広汎性発達障害（PDD）の基準を満たすものは除外する」との一文が、改定により削除された点である。前述のように、DSM-5では、広汎性発達障害という概念は消滅し、ASDに統一されている。「広汎性発達障害（PDD）の基準を満たすものは除外する」がDSM-5で削除された理由は、元々PDDの中に運動のぎこちなさ、不器用さを示す者が多く含まれることが、臨床的に知られていたことに他ならない。運動機能障害はPDDに併存する障害というより、むしろPDDの障害特性そのものであるということを示唆している[4]。この点は、PDDとDCD、あるいはADHDといった隣接する障害がどこまで分離してとらえることが可能かという問題であり、現時点でこのことに結論を下すことはできない（図1）。

DCDにみられる症状

DCDでは、まず運動発達の遅れとして認識される。その後歩行を獲得し、定型発達に追いついたかに見えるが、持っているものを落としやすい、不器用、字を書くのが下手、動作がぎこちない、動作がゆっくり、バランスが悪いなどの問題が明らかとなる[5]。
成長に伴い見られる問題点を図2にまとめる[2]。

5) 宮本信也：発達障害，小児科診療 9, 1517-1526, 2008.

ただし、すべてのDCDが同じような症状や加齢変化をするものではない。一言に不器用といっても「素晴らしいアスリートだが、字がとても汚い」「運動は全く苦手だが、手先が非常に器用で、繊細な作品を作り上げる芸術家」などの存在があり、不器用さには多様性があることが想像される[6]。

「協調」は、視覚、触覚、固有感覚などの感覚入力から、出力である運動制御までの一連のプロセスである。プロセスにおける統合は脳によって行われる。近年の研究から「協調」に、前頭前野、基底核、小脳など複数の脳部位が関わっていることが報告されている[6]。このことからもDCDが単一の疾患ではなく、症候群であり、サブグループがあることが推察される。

ICD-10における運動の特異的発達障害（SDDMF）では、F82。

0: 粗大運動障害
　（gross motor dysfunction）、F82。
1: 微細運動障害
　（fine motor dysfunction）

に分けている。

DAMP症候群を含めて、ADHDなど他の発達障害の併存の有無によるサブタイプ分類も提唱されている[6]。またDCDとほぼ同義語のMinor Neurological Dysfunction（MND）では単純MNDと複雑MNDに分け、さらに姿勢・筋緊張障害型、軽度のディスキネジア型、微細運動障害型、軽度の脳神経障害型の8のサブタイプに分類している[6]。

乳幼児期

- ミルクの飲みが悪い、よくむせる。
- 離乳食をあまり食べない、食べるのが遅い。
- 身体が柔らかいと言われることがある。
- 発達が遅いと言われることがある。
- ハイハイ獲得が遅い、ハイハイの仕方がおかしい。
- 立位獲得が遅い。
- 歩行獲得が遅い。
- 言葉がわかりにくい。

学齢期

- ボタンなど着衣、靴ひもを結ぶのが苦手。
- 消しゴムで字を消す時に、紙がぐしゃぐしゃになる、破けてしまう。
- 字が乱雑、マス目からはみ出してしまう。
- 筆圧が強すぎる、あるいは弱すぎる。
- リコーダー・鍵盤など楽器操作が苦手。
- リズム感がない。
- よく物を落とす。
- よく人にぶつかる。
- なんでもないところでよく転ぶ。
- 姿勢よく長時間座っていられない。
- 雑巾がうまく絞れない、スクリューキャップが開けられない
- キャッチボール、ドリブルなどの球技、バドミントン、縄跳び、鉄棒、体操などが苦手。
- スキップができない。
- スポーツが苦手。
- 食事の際、箸、フォーク、ナイフなどがうまく使えない。
- 自転車に乗れない。

成人期

- 髭剃り、メイクなどが苦手。
- 料理など手先の細かい作業が苦手。

図2　成長に伴い見られる問題点

6) 辻井正次, 他：発達障害児者支援とアセスメントのガイドライン, 金子書房, 東京, 2014.

協調性のメカニズム

　協調性とは複数の要素が協同し、効率的に課題を遂行する状態である。運動においては、運動に関わる筋が適切な組み合わせで、適切な時間、適切な強さで活動し、円滑で効率的な運動が実行される時、協調性があると表現される[7]。運動の協調性を広義にとらえると、運動神経系、感覚神経系、筋・骨関節系など運動発現要素すべてが効率的に働くことを意味する。狭義での捉え方もあり、狭義の協調性は小脳を中心とした、運動調節系の働きを意味することが多い。

　協調運動症も広義では運動に関わるさまざまな要素の機能不全により協調性が低下した状態を意味する。狭義の協調運動症は、小脳およびその入出力系の機能不全を意味し、運動失調と同義である。

　運動の発現は、運動の欲求・動機形成があり、これが運動の方略・プログラム形成を促し、運動が実行される。運動の欲求・動機形成は大脳辺縁系で行われ、運動方略の形成は大脳連合野、運動プログラム形成は運動野・大脳基底核・小脳、運動の実行は脊髄神経・末梢神経、筋が関わっている。さらに実行された運動の結果が感覚系を通してフィードバックされ、照合され運動が修正される（図3）。この循環システムの何処かに不具合が生じると、広義の協調運動症となる。

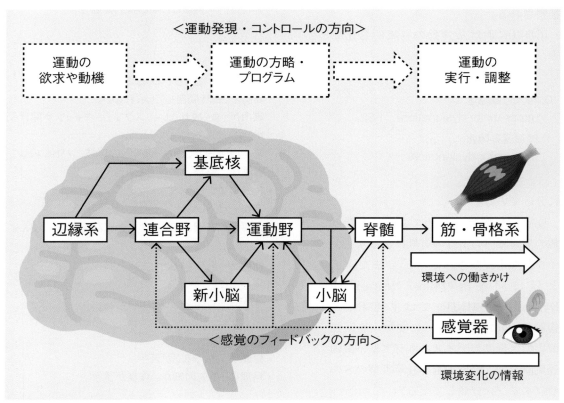

図3　運動発現のモデル

協調性の部位によって分類すると、

①動筋と拮抗筋の協調性
②肢節内の協調性
③肢節間の協調性
④頭部・体幹を基盤とした四肢の協調性
⑤目と手の協調性

に分けることができる[7]。

協調運動を広義にとらえるとしても、狭義にとらえるとしても、その中心には小脳がある。小脳は運動の調節制御のセンターとしての役割を持っており、小脳の不調は直接的に、協調性運動症の原因となる。また、小脳へのフィードバック機構、あるいは小脳からの遠心性機能に問題があれば小脳の調整制御が十分な役割を果たせない。このため現象として、協調運動症を呈することとなる。

小脳障害によって引き起こされる症状についてまとめる。

⑴運動失調（ataxia）

①測定過大（hypermetria）と測定異常（dysmetria）

上肢伸展位から示指を鼻尖部につけるように指示すると、行き過ぎてしまい顔にあたってしまう。スムーズな動きができない。

②復拮抗運動不能（adiadochokinesis）

主動作筋・拮抗筋を交互に活動される運動、たとえば前腕回内・内外が素早く行えない。再現性が低く、試行ごとに変動が大きい。

③運動分解（decomposition）

複数の関節を協調的に運動させることができず、単関節運動に分解して行う。たとえば頭上の指を鼻へ動かす場合、最初に肩関節を内転・内旋させ、次に肘関節を屈曲させる。

④速い断続運動

四肢の直線的な動きがスムーズに行えず、突然の停止と開始を繰り返す、ガタガタした動きになる。

⑤固定すべき関節の固定不良と随伴運動（adventitious movement）

運動時固定機能が働かず、固定されるべき関節が、動くべき関節と共に動いてしまう。たとえば前腕回内・回外運動時に、固定されるべき肘関節屈曲・伸展が伴われる。

⑥協働収縮不能（aynergia）

とくに離れた関節間の協調不全を指す。たとえば体をうしろへそらす場合、正常では膝関節が屈曲するが、小脳疾患では膝関節屈曲が見られない。

⑵筋緊張低下（hypotonia）

小脳障害ではⅠa終末とα運動ニューロン間の単シナプス、多シナプス経路の抑制が強まっている可能性が示唆される。また正常では、小脳核細胞は10Hzの自発発火があり、視床を介して脊髄の運動ニューロンを促通しているが、小脳障害ではこの促通が消失することが筋緊張低下に影響していることも考えられる[8]。

ところで、発達障害では小脳障害に関する報告が多い。前述したが、自閉症では、小脳プルキンエ細胞の減少を指摘する報告が多く、プルキンエ細胞のサイズが健常者に比較し24％小さいとの報告もある[9]。ADHDでは、脳の後下虫部・小葉、小脳虫部、脳梁膨大部、総大脳容積、小脳、尾状核において有意に低容積

7) 望月久：協調運動症に対する理学療法，理学療法京都 39,17-22.2010.

8) 桜井正樹：小脳症候群とその理解, Brain Medical 19(1),63-71.2007.

9) 新井信隆：脳の微小形成不全と発達障害, 医学のあゆみ, 239(6), 621-626, 2011.

との報告がある[10]。

DCDにみられる運動の特徴が、小脳障害に起因する運動の特徴と一致する点が多いこと。また、発達障害に関する研究で、小脳に微細な異変が多く報告されている点を合わせて考えると、DCDの背景に小脳障害が強く関連していることが推察される。DCDにみられる運動特性が、前述の広義の協調運動症と取れるべきか、狭義にとらえるべきか断言することはできない。前述のごとくDCDが症候群であるととらえるのであれば、広義と狭義の協調運動症が混在した状態と考えられることが自然である。症状発現において、小脳障害の影響が大きいが、これと共に体性感覚よりの入力異常も関連する。

※シャッフリング
お尻で這うこと。膝をおりまげて正座に近いような姿勢で両膝を動かして進むことも含まれる。

運動発達の遅れ

DCD児では、運動発達に遅れがみられることが多い。定型発達児であっても新生児は、首のすわりもなく、姿勢保持もできない。この状態から、およそ12ヵ月で独歩を獲得する。粗大運動の発達は4歳以降も続くが、生後12ヵ月の変化は大きく、中枢神経疾患では、この時期の変化に遅れがないかが重要な評価項目となる。DCD児では、独歩は獲得する。このために、早期にDCD児における、運動機能障害の認識がされることは少ない。しかし、DCDの成育歴を詳細に振り返ると運動発達に遅れがあることが多い。定型発達では、独歩獲得は12ヵ月前後となるが、DCDでは、18ヵ月から、24ヵ月に達する場合もある。

10) 岡田俊：ADHDと脳，Brain Medical 24(4),19-23.2013.

独歩獲得が24ヵ月まで遅れたとしても、直ちに何らかの障害を意味するものではない。その後、順調に運動発達し、学齢期までに定型発達の程度に追いつく例も多い。ただ、このように軽度運動発達の遅れを示す児の中に、DCDが含まれる可能性の多さも見逃せない。DCD児では、遅れはあっても粗大運動のマイルストーンは獲得する。このため、詳細な運動発達の経過よりも、発達の重要な指標で、遅れがないか確認する。参考となる指標は、定頸3ヵ月、寝返り6ヵ月、座位保持、つかまり立ち、および四つ這い10ヵ月、独歩12ヵ月などが挙げられる。

また、DCD児における、特徴的な運動発達過程も存在する。その1つは、シャッフリング（shuffling）※である。シャッフリングは、座位（えんこ座）のまま、状態を揺らして、前進する動作である。定型発達の児の中にも、わずかではあるが一定数、運動発達の過程でシャッフリングを行う児が存在する。

シャッフリングする幼児 (Shuffling Baby)

シャッフリングについては、そのことだけで異常な徴候とは言い切れない。事実、起立、歩行獲得前の定型発達児において数％、シャッフリングを移動手段とするものが観察される。これらの児について、その後の経過を観察すると、そのほとんどは、特に問題なく歩行を獲得する。

1980年代に福岡市で行われたアンケート調査によれば、回収率80％、回収数1470において、45名（3.1％）にシャッ

フリングが観察された（図4）。

この45名について分析すると、性別は、男子21名、女児24名、シャッフリングの家族歴は38％にみられた。周産期異常は9名（20％）にみられた。内訳は低出生体重児6名、光線療法を必要とした黄疸2名であった。

45名中、12名で歩行獲得の遅れがみられた。歩行獲得が遅れた例では、筋緊張低下がみられた[11]。

シャッフリングを獲得した児では、腹ばいを嫌がり、椅子座位で足底が床に触れることを嫌がるなど、触覚過敏が観察された[12]。シャッフリングを獲得し、四つ這い移動を行おうとしない児であっても、やがては歩行を獲得する。こうしたケースのほとんどは、その後何も問題なく成長する。ただし、シャッフリングを行うケースでは、筋力の低下、あるいは筋緊張の低下、触覚過敏といった特徴が報告されている。こうした特徴は、DCD児において観察される特徴と一致する。つまり、この時期にシャッフリングを行うケースでは、DCDのリスクがあると考えることができる。定型的な運動発達では、シャッフリングを経ることはない。寝返り、腹這い、四つ這い、起立、伝い歩き、歩行という段階を経ることが一般的である。特に四つ這い移動は、四肢の交互運動から成り立っている。シャッフリングをおもな移動手段とするケースでは、左右の協調運動が遅れる可能性が考えられる。シャッフリングを獲得する原因は明らかではない。ただ、低緊張のために、腹臥位で体幹、頭部を支えることが困難であり、この姿勢を嫌がる。あるいは、触覚過敏があり、体幹前

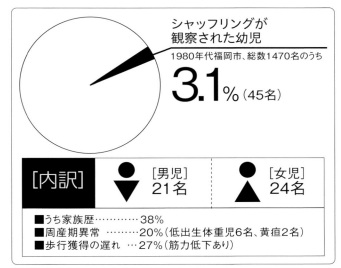

図4　福岡市におけるアンケート結果より

面が床触れることに、強く違和感を示す、といったことが考えられる。運動機能的には、四肢の協調した動きにつまずきがあり、このことが要因となり、一側上下肢の運動、あるいは左右対称の運動で移動可能なシャッフリングを獲得したことも考えられる。

空間と運動のイメージ

DCDの特徴について、運動機能の面から述べた。ところで、人が運動を円滑に遂行するためには、自らが置かれた空間と、その中で運動する、身体の認知が不可欠である。人は、空間に適応することで、活動しているといえる。空間との衝突がない、効率的な動きが、協調した運動と理解できる。DCDでは、この点につまずきがあり、その結果として協調運動症とを示していると解釈することもできる。人は通常、空間を認知し、運動を認知することで、空間における自

11) 楢崎修，楢崎明珠：1歳6か月検診におけるshaffling babyの疫学的調査，脳と発達 18, 484-489. 1986.
12) 徳永里恵，三沢峰茂，小池純子：Shuffling babyの発達特徴と母親指導，理学療法学

13) 榎本玲子, 山上精次:
空間認知の身体化過程
とその機序をめぐっ
て, 専修人間科学論集
心理学篇 1(1), 61-69.2011

らの身体運動をイメージする。イメージによるリハーサルを経て運動は企画される。DCDでは、この段階の機能低下が示唆される。感覚受容器から、認知、解釈までの一連の機能の低下と考えられる。

つまり人は、さまざまな感覚情報を分析することで、置かれた環境を認知する。人は環境に適応することで、姿勢保持し、運動しており、環境の認知が不十分であると、運動は不正確となる。環境の認知は、物理的なものから、人的なもの、静的なものから、動的なものまでさまざまだが、このなかでまず重要なのは、空間認知である。空間は自らが置かれた物理的な空間であり、感覚を分析統合することで得られる。認知された空間には、そこに置かれた、物体の数、大きさ、置かれた方法、距離、質感、動きなどが集約されている。人の運動は、空間との関係において、計画され、実行される。空間

は、そこに置かれた人に接しているということで、置かれた人にとって、特別な空間、個人的な空間とも考えられる。つまり、置かれた本人自身が、認知した空間である。空間は、自身と触れ合っており、自身からの距離により、奥行きが認知される。同じように自身との高低差により、高さが認知される。これらが統合されて三次元空間が認知され、空間イメージを作り上げる。

空間イメージは成長と経験により、発展し、展開し、拡大する。空間イメージの原点は、自身にあり、個々に接した空間から構成される。空間は、自身を中心とし、空間イメージは、自身の身体そのものにより規定される個人内空間（Personal space）は、身体表面から数cmから数10cmの範囲で身体を直接取り巻く、身体近傍空間（Peripersonal space、身体近接空間、個体周囲空間）、これ以上離れた空間を、身体外空間（extrapersonal space）の3つに分けられる[13]（図5）。

空間認知は、このように自身を中心に置き、身体との関係を把握することから始められる。ここで構成された空間イメージをもとに、イメージの客観化を進める。客観化することで、自身と接することのない空間をも理解することが可能となる。さらに、イメージ（心象）として、客観空間を頭の中で操作することが可能となる。

一方、人が運動するとき、自身が四肢をどのように動かすか、四肢体幹の状態は、一連のまとまりとして実行される。この運動のまとまりを意識した状態が、運動イメージである。運動イメージとは、

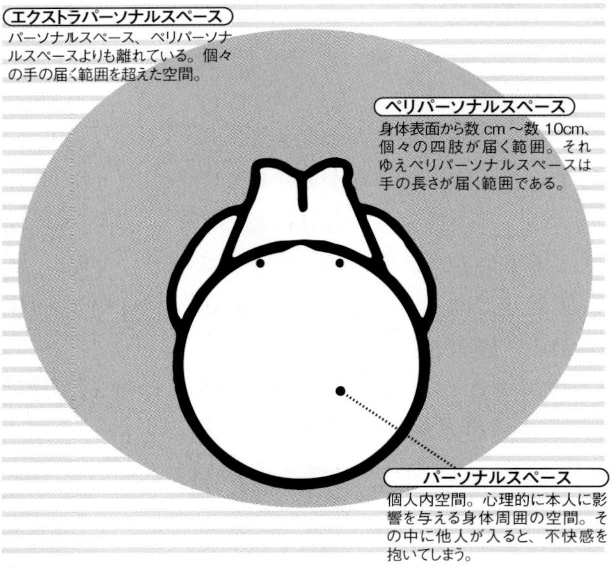

エクストラパーソナルスペース
パーソナルスペース、ペリパーソナルスペースよりも離れている。個々の手の届く範囲を超えた空間。

ペリパーソナルスペース
身体表面から数cm～数10cm、個々の四肢が届く範囲。それゆえペリパーソナルスペースは手の長さが届く範囲である。

パーソナルスペース
個人内空間。心理的に本人に影響を与える身体周囲の空間。その中に他人が入ると、不快感を抱いてしまう。

図5 パーソナルスペース

過去の運動経験を短期記憶（working memory）に移し、その記憶を内像（mental representation）に投影する心理的行動とされている。運動イメージを想起すると、その運動制御に関連する運動領野が、実際の運動と同じように賦活することが知られている[14]。このため運動イメージは、実際の身体運動を伴わない動作のリハーサルと考えられている。運動が実行されるとき、はっきりと意識しているか、無意識下であるかは別として、身体の外側である、空間も全体像として把握される。これが空間認知であり、意識した場合は、空間イメージとなる。つまり、空間イメージと運動イメージは、身体の外と内であるが、お互い接した状態でイメージされる。

DCDに見られる就学以降の経過

就学以降、学習場面で問題が顕在化する。書字は、つまずきになりやすく、学習効果や、精神面の問題にも影響する。また、体育、スポーツにおいて集団に参加することが困難となる[15]。また、図工における、さまざまな道具の使用にも困難をきたす。音楽では、楽器の使用においてつまずく。こうした状況により、児の自尊心は傷つき、モチベーションは低下する。これにより、児はさまざまな技術に触れようとしなくなり、さらに習得は遠のく。こうした悪循環に陥ると、集団への参加も避けるようになる。休み時間は外遊びをせず、学級内で孤立する[16]。

広範囲にわたり、学業成績の問題を呈し、このことを理由に学校へ行くこと自体を嫌がることになる。学習成績の極端な不振から、学習症（Learning Disabilities）の疑いで医療機関を受診することも多い[17]。DCDとLDが併存する場合がある一方、学習成績の不振が、運動機能とは全く異なる脳機能障害による場合もある。学習のつまずきの原因について、詳細な評価が必要である。

年齢が進むにつれて、DCD児の心理面の問題が大きくなる。DCDの自己評価、あるいは自尊心と訳されるself-esteem、あるいは自己概念（Self Comcept）等に関する研究が進んでいる。この結果として、自尊感情（global self-worth）、運動に対する自信（athletic competence）、容貌に対する意識（physical appearance）、自己の社会性（social acceptance）等の領域において、定型発達児に比較して、自己を低く感じていることが明らかになっている。このことを背景として、集団生活において孤立し、いじめの標的になりやすい。また、うつや不安定症を呈する割合が多い[18]。思春期では、経過に注意を要する。孤立やうつといった状態から、引きこもりに発展する例も少なくない。

DCDの兆候がある場合は、乳児期から幼児期、学齢期を通し長期的に観察することが重要である[17]。成長過程における集団への参加は、DCD児自ら、自己の特徴と向き合う契機となる。学齢期では、運動機能における他児との差異は拡大し、DCD児は自己の受容における危機に遭遇する。DCD児にとって非常に重要な時期であり、家族、教師、セラピストは、このことを十分に理解し、対応する必要がある。

14）谷川慎治，他：運動イメージは運動のタイミングをシミュレートしているか，J Rehabili Health Sci 5,7-12,2007.

15）岡明，発達性協調運動症，小児科臨床 61(12).2552-2556.2008.

16）Haooer,P., Mc Cartney ,et,al.:Lateralised behavior in first trimester human fetuses,Nuropsychologia, 36.531-534.1998.

17）吉田友美：右利き，左利きの考え方，Equilibium Res 69(3),147-150.2010.

18）宮原資英：発達性協調運動症が子どもの発達に及ぼす身体的および心理社会的影響と支援の方向性，小児の神経と精神 54(2),105-117.2014

3. 日常生活における各種活動の学習の遅れ・困難さとその因子について

長崎大学生命医科学域　教授　作業療法士
岩永 竜一郎

はじめに

本稿では、日常生活における各種活動において発達障害児がどのような困難を示しやすいのか、その背景にはどのような問題があるのか、またセラピストによる対応をどのようにしたら良いのかについて論じる。発達障害児者へのリハビリテーションは、幼児期から成人期まで幅広く行われているが、本稿では幼児から学齢期を中心に述べたい。

幼児から学齢期の子どもの活動

幼児期に、多くの子どもは保育園や幼稚園等へ通い始め、食事、更衣、排泄など身辺自立が達成される。睡眠リズムも安定してくる。遊びの発達、対人関係の発達は幼児期に顕著であり、3歳頃からある一定の目的のために一緒に遊ぶ協同遊びが活発になり、4歳を過ぎたころから、他者の考えを理解する能力、すなわち「心の理論」の能力が発達し[1]、他者の気持ちを理解した行動が増えていく。

学齢期になると集団行動への適応がさらに求められるようになる。対人関係にも変化が生じ、小学校高学年になると友人関係は一時的で壊れやすい関係から持続的関係へ変化し、友人の相互選択が増す[2]。そして、毎日のように遊ぶ仲間ができて、仲間集団が形成されるようになる。学齢期には、学習などについて他人との競争が可能となり、自己と他人を比較するようになる[3]。

発達障害児にみられる日常生活上の各種活動の問題とその背景

① 日常生活動作（Activities of Daily Living：ADL）・日常生活関連動作（Activities Parallel to Daily Living：APDL）の問題

自閉スペクトラム症（Autism-Spectrum Disorder：ASD）は、社会コミュニケーションの障害と限局した行動と興味の問題が発達早期から見られる神経発達症である[4]。共感性の欠如があり、他者の気持ちを読むことが困難であるため、対人交流における障害が起こりやすい。言語発達の遅れが見られる子どももいるが、言語発達に遅れがない子どももいる。

重度のASD児の場合、食事、更衣、排泄などのADLを学習できないことが多い。定型発達幼児は、他者が行う行動に興味を持ち、自発的に模倣することが

---

1) Baron-Cohen S, Leslie AM, Frith U: Does the autistic child have a "theory of mind"？ Cognition, 21: 37-46, 1985
2) 無籐隆、高橋恵子、田島信元編：発達心理学入門Ⅰ乳児・幼児・児童，東京大学出版会，東京，1990
3) 村井潤一編：発達の理論．ミネルヴァ書房．東京．1977

多い。たとえば、兄がスプーンを使うとそれを真似して使おうとすることがある。しかし、ASD児ではそのように他者がする行動を真似して覚えることが見られにくいことがある。ASD児の早期（12～24ヵ月）の模倣スキルは社会的関係作りと相関していたこと[5]や、ASD児の音声模倣と運動の模倣の問題は共同注意の問題と強く相関したことが報告されている[6]。このようなことから、対人関係の問題が大きいと、食事や更衣などのADL動作を模倣によって学ぶことは困難になるといえるであろう。また、定型発達は排泄をトイレでできたら誉められることなどで、その行為が定着しやすくなることがあるが、ASD児は共感性の障害があるために褒められても、それによってADL動作が定着することは起こりにくい可能性がある。

　ASD児は、トイレでの排泄を教えようとしても、おむつで排泄する行為が改善しないことがある。また、特定の服しか着ないASD児もいる。これらは、排泄行為のパターンや受け入れる服へのこだわりがあり、それ以外のものを受け入れられないという特性が影響していることもある。

　また、感覚過敏のために生活に問題が見られたりすることがある。たとえば、視覚過敏があり蛍光灯の部屋で過ごせない、触覚過敏のために特定の感触の服を着ることができない、散髪、歯磨きなどができないなどの問題が見られることがある。こだわりや感覚過敏に起因する偏食が起こることも多い。

　知的障害がない高機能ASDの場合にも、こだわりによって、スケジュールの変更を受け入れられない、不器用で学校の生活動作に時間がかかるなどの問題が見られることがある。社会経験が少なく活動範囲が狭いことがあり、1人で買い物をする、1人で交通機関を利用するなどのAPDLができないASD児もいる。

　ADHD児者の多くは、食事、更衣、排泄などの身辺自立には大きな遅れは見られないことが多い。しかし、日常生活場面においては、不注意や衝動性、協調運動の問題などの問題により、しなければならないことを忘れて実行しなかったり、雑になったり、ミスを起こしたりすることがある。

　ADHD児には、身辺動作では、洗面、歯磨きをしない、食事で食べこぼしが多い、着替えに時間がかかる、片付けができない、整理整頓ができない、などの問題が起こることがある。学校においても、宿題をしてこない、授業中、教室から飛び出してしまう、掃除や係活動をやろうとしない、忘れ物が多いなどの問題が起こることがある。

　上記のような問題が起こる背景には、ADHDの特性がある。ADHDでは多動・衝動性、不注意の症状が見られる[4]。また、実行機能障害にまとめられることもあるが、ワーキングメモリの弱さ、報酬システムの異常、計画的実行の問題などが見られる。不注意、ワーキングメモリの弱さによって、忘れ物が多かったり、指示を忘れてしまったりすることが起こりうる。報酬システムの異常によって、片付け、掃除など、報酬が明らかでない行為に取り組むことが難しいことが起こるであろう。計画的実行が苦手であることから、期限までに課題をやり遂げるこ

4) American Psychiatric Association: Diagnostic and statistical manual of mental disorders (5th ed.). Washington, DC: Author. 2013

5) Young GS, Rogers SJ, Hutman T, Rozga A, Sigman M, Ozonoff S: Imitation from 12 to 24 months in autism and typical development: a longitudinal Rasch analysis. Dev Psychol. 47(6):1565-78. 2011

6) Dalton JC, Crais ER, Velleman SL. Joint attention and oromotor abilities in young children with and without autism spectrum disorder. J Commun Disord. 69:27-43. 2017

とが難しくなることがあると考えられる。ADHDに見られる問題の多くは、ADLをする能力はあるのに生活の中でやっていない、またはできていないことである。

なお、ADHDの55.2%に発達性協調運動症（Developmental Coordination Disorder：DCD）が見られることがわかっている[7]。この問題が不注意の問題と相まって、食べこぼしの多さ、文字が雑、きれいに片付けることができないなどの問題が出る可能性がある。

②遊びの問題

ASD児の多くは、他の子どもとの関係を作ったり、維持したりすることが困難であり、それが保育園、学校などでの他児との遊びの狭小につながることがある。ASD児には、共感性の欠如、心の理論の障害が認められることから、他児の気持ちをくみ取りながら、やりとりを続けることは困難になるであろう。また、コミュニケーションの問題が言語面に表れている子どもは、他の子どもとの言語を介したやり取りに困難が生じるために遊びの発展が妨げられるであろう。ASD児が有する表情やジェスチャーなどの非言語的なコミュニケーションの問題も、共同遊びなどに影響を与えるであろう。

ごっこ遊びは、他児が何を想像しているか想像することが必要となる。たとえば、ままごと遊びに参加する場面では、他の子どもがどのような場面を想像しているかをつかむことが必要になる。心の理論の障害がある場合、他の人が何をどのように考えているかをつかめないため

に多くのASD児にごっこ遊びは困難となるであろう。

ASD児には感覚の問題が見られることが多い[8]。触覚過敏がある子どもが、他の子どもから触られることを避けたり、ベタベタしたものを触れなかったりして、遊びの幅が狭くなることがある。揺れに対する過敏がある子どもは、ブランコなどの遊びを避けることが多い。

ADHD児は、遊びが長続きしない、他の子どもの遊びを邪魔してしまう、順番を待てずに割り込んでしまう、ルールに従えないなどの問題が見られることがある。

③学習の問題

限局性学習症（Specific Learning Disorder：SLD）がある子どもは、知能が正常域であるにもかかわらず、読むこと、書くこと、計算することなどに困難を示す[4]。

ADHD児やASD児にもSLDの併存が見られることは多い。但し、ADHD児は不注意のために重要な内容を聞き漏らしていたり、長時間学習に集中できないために学習の遅れが起こっていることもある。ASD児は、コミュニケーションの遅れがあるために作文などの課題において困難が見られることがある。DCD児では、書字において拙劣さが見られたり、楽器操作、体育などで困難が見られることが多い。

読み障害児は定型発達児と比較し文字を読む際に脳の左紡錘状回での活動低下が見られたことがわかっている[9]。このように学習障害は、脳の機能異常によって起こっていると考えられているため、

7) Watemberg N, Waiserberg N, Zuk L, Lerman-Sagie T.: Developmental coordination disorder in children with attention-deficit-hyperactivity disorder and physical therapy intervention. Dev Med Child Neurol. 49(12):920-5. 200

8) Marco EJ, Hinkley LB, Hill SS, Nagarajan SS. Sensory processing in autism: a review of neurophysiologic findings.Pediatr Res. 69: 48-54. 2011

9) Monzalvo K, Fluss J, Billard C, Dehaene S, Dehaene-Lambertz G.: Cortical networks for vision and language in dyslexic and normal children of variable socio-economic status.Neuroimage. 61(1):258-74.2012

子どもを責めることがないように配慮する必要がある。

学習の問題を抱える子どもの指導において、教師の理解と支援、学校の支援体制の確認も重要である。特別支援教育が充実しているか否かで子どもの学習達成度が大きく変わることがある。

日常生活における各種活動の改善に向けた支援

前述の発達障害児に見られる日常生活における各種活動の問題に対して我々専門職ができる介入・支援について述べる。

①保護者との連携

発達障害児の日常生活における各種活動の改善において、保護者の理解と協力は重要である。まず、保護者に子どもの発達特性を理解してもらうことが必要である。保護者が子どもの特性を理解できないと子どもに的確な関わりができなかったり、専門家からの支援を拒んだりすることがあるため、保護者の理解は最も重要な要素の1つといえる。発達障害の子どもの特性は保護者にはわかりづらく、受容が困難なことがあるために保護者への説明において工夫が必要である。発達障害児の中には、知能は正常域だが、行動コントロールや対人関係は極端に遅れている場合がある。そのため、保護者に子どもの発達の個人内差を伝えることが必要である。子どもに発達障害があり、特性理解が深まると保護者が子どもの発達に合わせた対応をしてくれるようになることが多い。

保護者には、子どもの行動を誉めて伸ばすように伝えることが多い。たとえば、帰ってきて手を洗ったら誉める、着替えをやり始めたらこまめに誉めて行動が続くように促すなどの対応を伝えて実践してもらう。発達障害児の多くは叱られる機会が多いため、二次障害が生じることがある。そこで、誉める子育てができるように促すことは重要である。

②ペアレントトレーニング

ADHD児など行動上の問題を持つ子どもの親に対して、親の養育技術を向上させることで子どもの適応行動を増やしていく手法としてペアレントトレーニングがある[10]。ペアレントトレーニングは3歳〜10歳ぐらいの子どもの親を対象

10) 岩坂英巳、中田洋二郎、井澗知美：ADHDのペアレント・トレーニングガイドブック.じほう. 2004

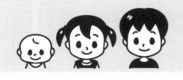

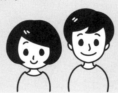

{ ペアレント・トレーニングの一例 }

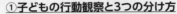

①子どもの行動観察と3つの分け方
「行動」の理解、3つのタイプ分け、ほめることの提案
　好ましい行動　減らしたい行動　なくしたい行動

②子どもの行動の仕組みとほめるパワー
「行動の仕組み(ABC)」の理解、ほめる基準を変える
　ほめるRP　or　ほめ方演習

③達成しやすい指示とスペシャルタイム
CCQ※、ほめてできることを増やす
　指示の出し方RP　or　伝え方演習

④待ってからほめよう
　待ってからほめる(無視)
　待ってからほめるRP

⑤まとめ　振り返り、ほめるための準備と伝え方
　環境調整演習

フォロー回　ポイント復習(特にほめること)と近況報告　←推奨

[行動観察]と[ほめること]に重点をおいて、【演習】もセッションの中に組み入れていく

| ホームワーク1 |
行動の3つのタイプ分け

| ホームワーク2 |
行動―どうほめたか

| ホームワーク3 |
指示―反応―どうほめたか
| ホームワーク4 |
スペシャルタイム

| ホームワーク5 |
無視した行動―どうほめたか
| ホームワーク6 |
行動の3つのタイプ分け(再)

基本プラットホームでは全5回で構成されているが、終了1〜2ヵ月後にフォローアップセッションを実施して「ほめる」ことの思い出しを行う。この基本プラットフォームに含まれる「行動観察と3つのタイプ分け(好ましい行動・減らしたい行動・なくしたい行動)」「行動の仕組み(行動前の状況―行動―結果)」「指示(予告―CCQ―ほめて終了)」「待ってからほめる」「環境調整」を内容面での基本コンポーネントとして提案している。

※CCQ：子どもに指示を繰り返す時の親の心がけのこと
C：Calm……穏やかに（お母さん自身が穏やかに）
C：Close……近づいて（子どもにもう少し近づいて）
Q：Quiet……静かに（声のトーンを抑えて静かに）

トークンとは

本人にとって価値のある強化子と交換できる代理物のこと。

例)望ましい行動に対してシール(トークン)をあげ、目標数までたまったらご褒美と交換できる。

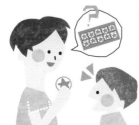
シールがたまったら何がしたいか（本人が楽しいと感じていること）決めておきましょう

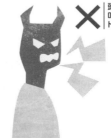
頭ごなしに叱らないようにトークンを活用する

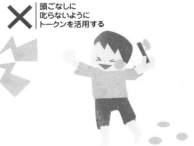

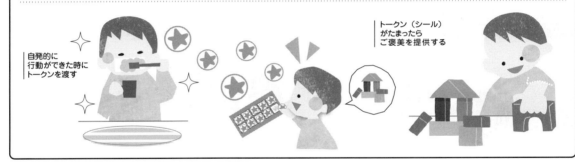

自発的に行動ができた時にトークンを渡す

トークン（シール）がたまったらご褒美を提供する

に10回程度のセッションで行われることが多い。「子どもの行動の観察と理解の仕方」「子どもの行動への良い注目の仕方」「親子タイムと上手な誉め方」など、子どもの良いところに気付き、それをほめて伸ばすプログラムが中心となっている。このようなペアレントトレーニングを通して、親が子どもの良いところに気付き適切に褒める対応に変容していくことで、子どもの行動が好転していくことが多い。ペアレントトレーニングを学んだ親は次のような対応を用いるであろう。子どもが立ち歩くために食事が完了しない場合には、立ち歩いた時に叱るのではなく、落ち着いて食べている時に親が注目して誉めるように促したり、歯磨きをやろうとしない子どもに、自発的に歯磨きができたらトークンを与え、トークンがたまったらご褒美としてレストランで外食をするなどの対応を学んでもらったりする。このような対応をすることで、ADHD児の行動が改善されることがあるため、支援の一環に取り入れると良いであろう。

③保育士、教師との
連携・コンサルテーション

ASD児はその子どもの運動面、認知面の発達から期待される行動ができないことが多く、そのために大人から叱責を受けることがある。ASD児特有の状況理解、コミュニケーション方法、思考の偏り、感覚の問題などを評価し、子どもの特性に応じた指導や支援をする必要がある。そこで、保護者や保育士、教師にASD児の特性、対応方法についてわかりやすく説明する必要がある。家庭や保育所、学校での環境調整についてもお願いする必要がある。

ADHD児は、学校においても知的発達から期待できるADL・APDLを実行できなかったり、ミスをしたりすることがあるために叱責を受けやすい。そのため、保育士や教師にADHD児の特性を理解してもらったり、叱責ではない効果的な指導・支援方法を伝える必要がある。

学習面の問題がある子どもの支援をする際に、セラピストは学習そのものの指導よりは、学習を阻害している諸要因をアセスメントして対応策を提示したり、学習を下支えしている機能の改善を図ったり、学習に関する環境要因の改善を図ったりすることが多いであろう。そのような場合、子どもの認知特性、行動特性、感覚特性を評価し、学習の困難の背景を探ることが必要になる。学習の問題が、音韻障害から起こっているのか、不注意によるものか、実行機能が影響しているのかなど、教育支援のヒントになる情報をアセスメントから導き出して教師に提示することが必要であろう。

発達障害児の多くは、学校において学習面、行動面、生活面で課題を抱えている。そのため、学校との連携が重要となり、特別支援教育について教師と協議を重ねる必要がある。子どもの学校での支援を考える際に学習支援状況や学校環境のアセスメントは不可欠である。できれば、学校に出向き、子どもの学習の様子を参観したり、教師から子どもへの支援状況を聞き取ることが望ましい。この際に教師の理解、学習支援、学校環境についてとらえるようにする。アセスメントに基づいて、教師の関わり方や環境要因

について協議することがある。たとえば、ADHD児が注意を向けやすいような席の配置、刺激しあう子ども同士の席の距離、授業中の的確な誉め方、不器用な子どもの文具の工夫などを検討してもらうことがある。時には、教室の視覚刺激や聴覚刺激の多さが子どもの感覚処理能力とマッチしていないことを説明し、黒板の周囲の張り紙を少なくしたり、窓ガラスを透明のものからすりガラスに変えてもらうなどの環境調整をしてもらうこともある。

④コミュニケーションの問題に配慮した支援

ASD児は親や教師に着替えをすることやトイレに行くことを指示されても、コミュニケーションの問題によってその行為を行うことができないことがある。

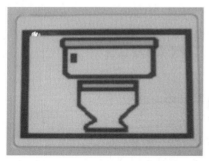

写真1　ASD児にトイレに行くことを伝えるカード

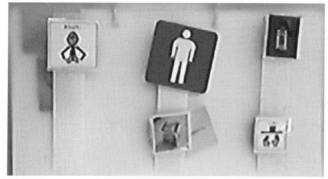

写真2　PECS®

そのため、ASD児がわかりやすいコミュニケーション手段で理解と表出を支援する必要がある。

言語理解力が低いASD児には**写真1**のように絵カードなどでやるべきADLを示すとその行為を促すことができることがある。

ASD児には言語表出が困難なために生活の中で意思を上手く伝えられない子どもがいる。そこで、何らかのコミュニケーション手段を教える必要がある。言語発達に著しい遅れが見られる場合、ジェスチャーを教えたり、絵カード交換式コミュニケーションシステム®（PECS®）[11]（**写真2**）を使ってのコミュニケーション指導を行うことがある。PECS®は、ASD児が自身の要求するものなどを絵カードを相手に渡して示す方法である。ジェスチャー、PECS®を導入することで言葉でのコミュニケーションができない子どもが要求を伝えられるようになることがあるため、これらは生活支援手段の1つとなる。

ASD児は日常生活の中で見通しが持てない状況や急な予定変更によって不安になることがある。また、周囲の状況を把握し適切な行動ができないことがある。そのため、今から起こること、やるべきことをわかり易く示したスケジュールの提示が必要になることが多い。そこで、スケジュールボードに予定を示すカードを予定の順番で貼り、ASD児に確認してもらうことがある（**写真3**）。

⑤感覚過敏への対応

発達障害児が集団参加できなかっ

り、学校で不適応行動を起こす理由に感覚過敏の問題が挙げられることがある。そのため、聴覚過敏のあるASD児などに不快な聴覚刺激を遮断するためのイヤーマフやノイズキャンセリングヘッドフォンを適用することがある。

　触覚過敏があり、服の素材やタグを嫌がる場合には、子どもが受け入れ可能な素材の服を選んだり、タグを根元から引き抜いたりするなどの対応も必要である。歯磨きをされることを嫌がる子どもには、子どもに歯ブラシを持たせ、その手を大人が動かす方法を用いる対応で過敏反応が軽減することがある。視覚過敏があるASD児にはその子ども向けに調整された色つきグラスを用いると有効なことがある。偏食には味覚、嗅覚、触覚の過敏性が影響していることがある。また、強いこだわりによって食べられるものが限局されていることもある。そのため、無理やり食べさせるのではなく、食事場面に安心していられることを目標としたり、調理方法を工夫して少しずつ食べられるものの幅を広げていく方法を用いたりした方が良いこともある。

⑥ADL・APDLの工夫のアドバイスをする

　ASD児の場合、セラピストがセラピーの中でADLを教えても、すぐに生活場面に応用したり、定着させたりすることが難しい。ADLを獲得してもらうために保護者や保育園の保育士の協力を得ることが必要である。毎日の生活の中でADLを繰り返し教えてもらうようにセラピストから働きかけるべきであろう。但し、ADLを獲得しやすくするための

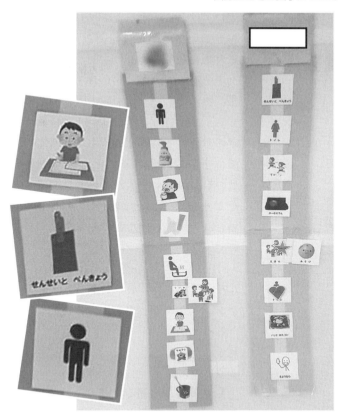

写真3　スケジュールボードに行動を示すイラストカードを順番に張り、予定を確認してもらいやすくする。

工夫を伝えることは不可欠である。たとえば、ASD児の活動の場の物理的構造化をして、着替えをする場所をパーテーションで区切ってわかりやすく示すと着替えがスムーズにできるようになることがある。触覚過敏があるASD児が、親から仕上げ磨きをされることを嫌がることがあるが、子どもに歯ブラシを持たせ、その手を親が動かしながら歯磨きをすると子どもの歯磨きの受け入れが改善することがあるため、そのような方法を親に伝えることがある。

　ADHD児が不注意によって、ADL・APDLの問題を起こしている場合には、

11)Frost, L., & Bondy, A. Picture Exchange Communication System training manual (2nd ed.). Newark, DE: Pyramid Education Products, Inc. 2002

生活場面で失敗しないための工夫をADHD児やその親に伝える。たとえば、忘れ物をしないように玄関などにチェック表を貼っておき、出かける前に確認する、持っていくものを靴の上に予め置いておく、1日のスケジュールの中に片付けのみをする時間を設定する、所定の場所に丁寧に片づけることが苦手な場合は、自分のものを入れるかごを使うことなどを教えることがある。ADHD児の場合、報酬がない生活行為は継続できないことが多いため、指示したADL・APDLができたら誉めることやADL・APDLができたらポイントを与えるトークンシステムなどを導入することも必要だろう。

⑦遊びの支援

発達障害児の遊びの支援は、幅広い。ここでは、遊びの中における対人的やり取り、ルール理解、遊具への関わりなどについて支援の例を紹介する。

ASD児が他の子どもと遊べるように活動の選択は重要である。活動内容やルールなどを視覚情報などで分かりやすく提示し（写真4）、子どもがどのように動けば良いのか構造化して、対人的な遊びをやってもらうと混乱しないで遊ぶことができる。オセロ、すごろくなど、順番ややることがわかりやすい遊びも、ASD児の遊びとして導入できることがある。一方で、まったく構造化せずに自由に遊ばせるとどのように他の子どもと遊べばよいかわからない、ルールがわからないなどで混乱する子どもがいるため、最初は構造化がなされた遊びからの導入が望ましいと考える。

まとめ

以上のように、発達障害児は日常生活における各種活動に困難を示すことが多い。ただし、その背景には発達障害児特有の神経学的障害が隠れている。それを理解したうえで発達障害児の活動を支援することが必要であろう。

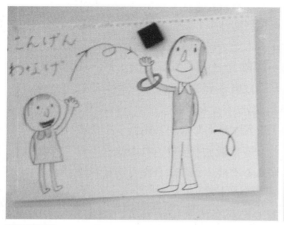 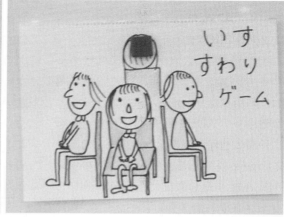

写真4　あそびやゲームが理解しやすいよう、イラスト等で伝える工夫

やってみたよ！できたよ!! こども記者大募集！

「障がいがあっても、挑戦したい!!」
gene編集部は、その気持ちを応援します。
「リハビリテーション」をテーマに、リハビリテーションを受けているお子さんならではの発見や挑戦を紹介する記事「やってみたよ！できたよ!!（仮）」のこども記者を募集します。

雑誌「小児リハビリテーション」では、「みんなで『一緒に』子育てをするという考え方」をもとに、セラピストや小児に携わる専門職だけではなく、リハビリテーションを受けているお子さんをはじめ、お子さんを支えるご家族の方々にも読んでいただける雑誌を目指しております。
必要なスキルはありません。「やってみたい！」「挑戦したい！」「伝えたい!!」その熱意があれば大丈夫。
サポートが必要な方は、編集部のスタッフと一緒に記事を作っていきます。
挑戦してみたこと、気づいたことを発信していきましょう！

お子さんの自発的な取り組みを発信し、こども目線でつくる体験報告コーナー
「やってみたよ！できたよ!!」をお手伝いしてくれるお子さんを募集いたします。

例）車いすバスケの体験の様子をレポート！ 学級新聞を作った！
　　旅行に出かけた時に気付いたことがある！
　　発見したこと！ 日常で楽しかったこと。 何かを作った報告（工作や料理など）など。
※写真提供だけでもOK。編集部からその時の様子やお気持ちをお伺いして記事を仕上げていきます。
　お気軽にお問い合わせください。

当事者でしか気づけないこと、リハビリテーションに望むこと。
当事者ならでは目線で教えていただけると嬉しいです！

● **応募資格**
・リハを受けているお子さん（本人）
・応募に際して保護者の同意が得られる方
※この子を紹介したい、とお考えの親御さん、セラピストの方からのご応募も承ります。

● **参加費用**
無料※謝礼有り

● **参加特典**
・「小児リハビリテーション」こども記者の名刺100枚をプレゼント
・「小児リハビリテーション」掲載誌を1冊進呈

● **その他**
・完成した原稿は「小児リハビリテーション」にて掲載されます。
・活動にて使用した写真やデータなどは編集部に帰属します。

希望者は、住所、氏名、年齢、疾患名、連絡先、記事に取り上げたい内容を記入し、『「やってみたよ！できたよ!!」体験報告コーナー応募』と件名に記載し、
株式会社gene編集部（publisher@gene-llc.jp）宛にメールにてご応募ください。

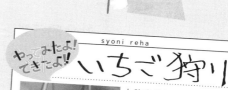

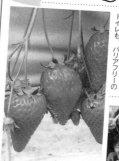

やってみたよ！できたよ!! syoni reha いちご狩り

車いすOK、バリアフリーのいちご狩りに家族で行ってきました。段差がなく、通路も車いすでも余裕で入れる程の広さがありました。高設栽培でいちご狩りやすくて、ゆっくりいちご狩りを楽しめました。トイレも、バリアフリーのトイレがあり、清潔で使いやすかったです。いちごもとっても甘く、来年もまた家族で行きたいです。（A大記者）

挑戦巨大ぬりえ
W1189×H841mmサイズの巨大ぬりえに挑戦しました。兄弟で始めたぬりえも、あまりの大きさに、兄弟だけでは人手が足らず、こどもからは色鉛筆を手渡されるサイズに、参加を命じられるまでに。最後は、親の方が夢中になっていました。

掲載イメージ

 お申込みは FAX 050-3852-1905または
TEL 052-325-6611（出版）まで！

gene 検索
http://www.gene-books.jp

4. 社会的行動の学習の遅れ・困難さとその因子について

愛知県刈谷児童相談センター
児童福祉司　臨床心理士・臨床発達心理士
佐々木 大樹

はじめに

本稿では、おもに発達心理学と臨床心理学の視点から、発達障害における「"社会的行動の学習の遅れ・困難さ"とその因子」について論ずる。なお、本雑誌では1年を通じて、発達障害の理解、介入、評価という内容で企画されている。本号は、そのはじめとなる「理解」編にあたる。論の進め方として、ヒトの社会的行動の定型的発達を概観したうえで、発達障害における「社会的行動の学習の遅れ」について検討し、理解を深めていきたい。

社会的行動とは何か

社会的行動と言えば、人の気持ちを考える、人に優しくする、ルールを守る、集団生活に順応する、といった向社会的で適応的な行動が想像される。無論、これらも社会的行動に含まれる。しかし、「社会的行動」と一口に言っても、何が社会的行動であるのかを定義しようとした途端、その実態は多様であるため、共通したイメージを持つことが案外難しいことに気がつく。実際に、社会的行動に関する研究を見てみると、「社会的行動」と呼びうる行動は、ヒト（Homo sapiens）に限らず、他の動物種にも多く確認され

ている。一例を挙げれば、ヨーロッパオオカミによるあくびの伝染[1]、ラットによる他個体の救助行動[2]、アジアゾウによる他個体の慰撫行動[3]等である。このことからも、ヒトの社会的行動は、想像以上に進化論的起源（生物学的起源）を持つことがわかる。さらにヒトの場合、これら他の動物種と共通する社会的行動に加え、言語を有し、人間の営む文化・社会の中で生きるための複雑な行動も必要となる。このようなヒトの社会的行動の多様性は、現場で社会的行動の支援を考える際にも、関係者それぞれが描く「社会的行動」のイメージのズレにつながり、議論と支援が錯綜する原因となりうる。瀧本・山本は、"共感"を研究するうえで、"共感"をある特定の現象を指す言葉としてではなく、さまざまなレベルの行動と幅広い関連現象を覆う「総称」として用いたが[4]、本稿においても「社会的行動」を、さまざまなレベルの行動と幅広い関連現象の「総称」として考え、検討を進める。なお、以下の論考では、ヒト以外の動物種とも比較しつつヒトの社会的行動について述べていくが、その意図はヒト独自に見える社会的行動も「進化論的起源を持つ」という共通認識を得たいがためである。詳細について理解しにくい箇所については、まずは進化論的起源（生物学的起源）を持つこと自体を理解いただければと思う。

ヒトにおける社会的行動の発達

ここからは、ヒトの社会的行動の発達を、乳幼児期から順を追って見ていく。

(1)乳幼児期の発達

ヒトは「ヒト」刺激への敏感性を持って生まれる。たとえば、新生児による視線追従[5]や模倣[6]、顔への感受性[7]が見られ、生後10週には他者と類似した情動反応を示す[8]。こうしたヒトへの敏感性が、養育者との関わりにおける礎石となる。なお、視線追従は、さまざまな大型類人や霊長類以外の哺乳類でも見られること[4]、新生児模倣についてはチンパンジー[9]やアカゲザル[10]でも見られることがわかっている。

一方、母親の方も妊娠中から子どもへのイメージを抱いており、いわば子どもは養育者によるイメージに抱きとめられるかたちで誕生する[11]。そして、出生後においても、養育者は乳児の意図や感情に思いを巡らす傾向にある[12]。養育者が想起する乳児の心の世界は、多分に主観的解釈を含むが、こうした解釈から親子のやりとりが創造されていく[11]。乳児は、養育者から向けられるさまざまな意図を受け、「関わり」に引き込まれるかたちで、他者の意図を理解していく[13]。相互性についていえば、胎内にいるときから既に母子のコミュニケーションは始まっている[14]。生後2日の新生児は、大人の言葉かけを聴き、言葉かけに合わせて四肢を動かす[15]。その一方で、子ども側もまた養育者の行動に影響を及ぼすなど、養育者と子どもとの相互性についてはこれまでも指摘されてきたが[16][17]、近年、単に相互的であるだけでなく、身体レベルでの同調も生じている可能性が報告されるなど[18]、社会的行動は養育者との相互作用のみで後天的に形成されるものではなく、身体性も関与する多層的なものといえるかもしれない。

再び、乳児に視点を戻してみよう。生後9ヵ月頃からは、不確実・不安定な場

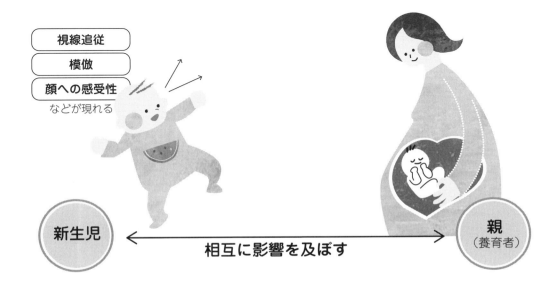

面において養育者を注視する「社会的参照」が見られるようになり[19]、9～10ヵ月を過ぎる頃には、養育者と同時的に、第三者（物・人）に視線を向ける「共同注意」が発達する[20)21]。共同注意は9～10ヵ月になって突然生じるのではなく、出生直後より養育者から注目を向けられ、その注目を理解するというかかわりの末に生じてくる[13]。

1歳を過ぎる頃には、要求のための指さし[22]等、三項関係（自己・他者・第三者）の成立を示唆する行動が見られるようになる。なお、チンパンジーでは二項関係までは見られるものの、三項関係についてはほとんど見られない[23]。その一方で、人に育てられたチンパンジーには社会的参照が見られることがわかっており、「文化」（環境）が認知様式に無視できないほどの影響を及ぼす[24]。さらにこの時期、ヒトにおいては初期的な向社会的行動（利他的行動）が見られるようになるが[25]、向社会的行動の発達も対人環境における経験の影響を受けるといわれる[26]。

幼児期において、最も大きな変化のひとつは言語の獲得であるが、2歳後半以降、言語の獲得や認知機能の発達と相まって、自己は一層対象化され、他者理解も複雑化していく。とりわけ、目に見えない相手の感情や考えを想像する「視点取得能力」[27]や「心の理論」[28]の発達は社会的行動とも深く関係する。チンパンジーは、数字の記憶についてはヒトの能力を凌ぐが、"目前の文字"と"文字が指し示すもの"を結びつける「文字学習」は容易ではなく、チンパンジーとヒトを分けるものは、目の前にあるものと別のものを結びつける、「想像するちから」であるとの指摘がある[29]。このように、養育者との関係を基礎として育まれた基本的な三項関係に、想像するちからの象徴である「言語」によって飛躍的に進む自己理解と他者理解が加わり、社会的行動の土台ができあがっていく。

社会的行動の発達について、養育者と子との「関係の質」、あるいは「情動制御」

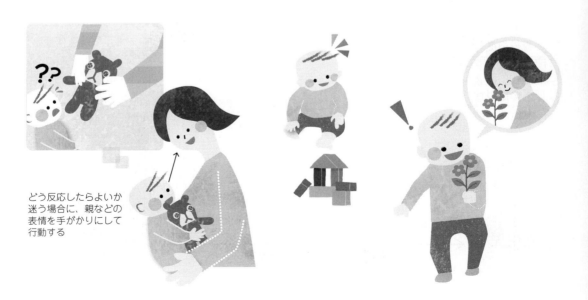

どう反応したらよいか迷う場合に、親などの表情を手がかりにして行動する

の観点から見れば、アタッチメントの成立過程とも重なる。この時期に見られる養育者への注視といった行動も、感情制御に伴うアタッチメント行動としても理解できるかもしれない[19]。社会的行動の発達は、認知的発達のみならず、情動調整といった情動的発達とも深く関わっており[30]、他者への向社会的行動（利他的行動）についても共感的な感情反応が鍵になる[31]。すなわち、社会的行動は、認知発達や対人スキルの発達だけでなく、情動制御の発達による影響を受けるものであり、同時に情動制御のあり方に対しても影響を及ぼすものといえる。

(2)幼児期以降の発達

　乳幼児期における社会的行動の発達において、生物学的基盤と共に対人環境の影響の大きさについて述べてきたが、幼児期以降においても、環境との相互作用の中で、ヒトも社会的行動も発達していく[32][33]。3歳以前には、養育者など家族内での対人関係が中心であるが、3歳を過ぎる頃には保育園等での子ども同士の関わりが増えていく[34]。とりわけ、幼児期には子ども同士の遊びを通じた社会的行動の発達が見られる[35]。

　学童期に入ると、学校生活、教科学習、同級生との関係、部活動など、社会的場面は一気に広がる。親の人間関係とは独立した、同年代との対人関係において社会的行動を発揮する場面も多くなり[34]、子どもとの関係の中で社会化が進んでいく[36]。また、学校集団は、学級、仲間という下位集団を持つが[35]、それぞれの集団に存在する有形・無形の強制力を持った社会的ルールを理解し、学習すること

が求められる[36]。また、集団の中では、自己の感情を把握し、他者の気持ちを共感的に想像する視点を発達させ、自己と他者の置かれている状況・関係を理解し調整することが求められる。そして、調整を通じた振る舞いが他者から強化・承認され、結果として集団に適応していくことになる。なお、集団適応については、集団に参入する側の子どもの社会的行動について取り上げられることが多いが、「集団が個人をどのように受け入れるか」についても適応における重要な要素であり[35]、集団における適応の本質は、あくまでも「個と環境の関数」といえる。思春期以降ともなれば、進学、就職、婚姻、子育て、地域社会での役割等、求められる社会的行動は一層広範で多様なものとなっていく。たとえば、企業就労に関しては、仕事を進める力だけでなく、職場に馴染む力も必要であることが指摘されている[37]。

小括

　ここで少しまとめよう。ヒトにおいては、進化論的起源を持つ生物学的基盤を土台に、養育者・環境とのかかわりによって基礎的な社会的行動が育まれ、同時に養育者・環境にも影響を与えていく。そして基礎的な社会的行動を土台として、社会集団に参加し、その集団において社会的なものの見方や行動様式を身につけていく。

　また、社会的行動の発達には「相手の立場を想像する」といった認知的な側面だけでなく、「情動の調整」といった感

情的側面も関係している。とりわけ社会集団では、「個としての志向」と「環境からの要求や他者の志向」が葛藤する場面があり、自分自身の欲求や感情と、規範や他者からの要求との折り合いをつけ、調和・和解を図ることになる。そうした折り合いのつけ方、調和・和解のありようの洗練が社会的行動の発達でもある。なお、社会的行動を含めた典型的な発達の仕方を総称して「定型（典型）発達」と呼び、典型的とはいえない発達のあり方を「非定型発達」と呼ぶことがある。米国精神医学会の診断マニュアルであるDSM-5において、非定型的な発達は「神経発達症群」としてグループ化されている[38]。

　本稿では、整理のために「発達障害」群を「神経発達症」群と概ね同義と捉え、論を進めていく。

神経発達症群の概要

　DSM-5における「神経発達症」群には、全般的な知的発達の遅れを示す「知的発達症」、対人関係の調整機能の課題と興味・行動のパターン化を特徴とする「自閉スペクトラム症（autism spectrum disorder：ASD）」、行動・衝動・注意の制御の機能不全を特徴とする「注意欠如・多動症（attention-deficit/hyperactivity disorder：ADHD）」、読字・書字・計算等の相対的機能に課題を示す「限局性学習症（specific learning disorder：SLD）」、運動症群の中で粗大運動や微細運動の不器用さを特徴とする「発達性協調運動症（developmental coordination

disorder：DCD）」などが代表的な類型概念である[38]。以下では、「神経発達症」群の中からASD、ADHD、SLD、DCDを取り上げ、それぞれの社会的行動の「学習の遅れ・困難さ」を概観する。なお、疾患毎の特徴について述べる前に、社会的行動を理解するうえで、いずれの疾患にも共通する「考え方」について述べる。

発達障害における 社会的行動の遅れ・困難を 理解するために

⑴症状を階層的に理解する

　清水らは、発達障害の症状を一次症状から三次症状までの3層に分けた[39] [40]。具体的には、神経生物学的基盤に基づく水準での困難、すなわち身体的水準に起因する困難を「一次症状」、一次症状を原因として日常生活の中で他者に明らかとなる行動水準の困難を「二次症状」、一次症状・二次症状に対応がなされず慢性的な負荷がかかることで生じた精神症状を「三次症状」とした（図1）[40]。これは、発達障害における困難全般の理解図式であると共に、社会的行動の学習の遅れ・困難を理解する図式となりうる。同時に、仮説を立て、支援のアイデアを得る際に役立つ考え方である。なお、本田は、発達障害の重症度について、これらの一次症状から三次症状までの症状の総和によって決まることを指摘した[40]。

　症状がより重度であれば一次症状の水準ですでに社会的行動の遅れが他者にも明らかになる。一次症状が比較的軽度である場合には、乳児期には一次症状のレベルでの困難・生きづらさを当人は感じ

ながらも他者がわかる形では顕在化しにくく、幼児期になって二次症状が他者にも明らかになる。一次症状・二次症状共に比較的軽度である場合には、当人は困難を抱えながらも長らく顕在化せず、三次症状として困難が顕在化する頃には重篤化しがちである[40]。こうした報告からも、支援にあたっては、支援者の「感じる」能力[41]、とりわけ一時症状に近いものを読みとり、感じとる技量が必要となろう。

(2) 遅れ・困難を内側から想像する

発達障害にまつわる困難を述べる際、欠如・障害といった短所が中心となり、長所が表に出てこないことが多い[42]。そして、当人には苦しみ・悩みとして体験されているものが、障害特徴として、いわば「外から目線」として語られがちになる[42]。しかし、社会的行動の学習に伴う遅れ・困難は、ヒトが集団での社会生活を送る以上、その程度や持続性に差はあれ、万人に共通する側面も持つ。もちろん、支援者の個人的経験のみをもって、学習困難が広範な場面で持続的に続く発達障害特有の辛苦を理解できたつもりになるのは浅薄であろう。実際に、個人的経験をもとにコミュニケーションを図ろうとする支援者のあり方に警鐘を鳴らす当事者の指摘もある[43]。

しかし、そうした指摘は理解の押し売りを懸念するものであり、理解しようと試みる姿勢自体を禁ずるものではない。そのため、社会的行動の学習困難を"内側"から、支援者自身と連続したものとして、また患者の主観的な悩みや苦しみとしてその困難を想像し、理解しようとする姿勢、すなわち「目前の人は（目前の家族は）何に悩み、どのような苦しさを生きているのだろうか。どうすれば少しでも和らぐのだろうか」との問いを支援の中心に据えることは、困難を抱える子どもと家族を支援するうえで必要な姿勢だと考えている。

本稿もまた短所への着目や外から目線を免れることは難しいが、できる限り、社会的行動の困難に関する筆者自身の主観的体験を内省したうえで、これまでの研究と主観的体験、それに想像される患者の内面の三者を突き合わせる形で、論をすすめていきたい。

続いて、各疾患における社会的行動の学習の遅れについて考えていく。

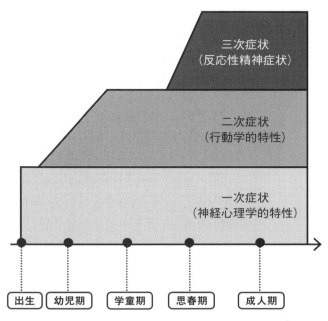

図1　発達障害における症状の階層と出現時期[40]

各疾患における社会的行動の学習の遅れ・困難

自閉スペクトラム症
autism spectrum disorder：ASD

学校や職場で、求められる振る舞いやその集団のルールを理解していなかったため、反感を持たれた経験は、誰しも身に覚えがあるのではないだろうか。反感を持たれていると気がついた時、恥ずかしさや居場所のなさだけでなく、人によっては周囲に対する苛立ち、怒り、攻撃的な気持ちも湧くかもしれない。生来的に、社会的行動の発達がゆっくりである、あるいは、反感を持たれていること自体に気づきにくい場合、その人の悩みや苦しみはどのようなものになるだろうか。

DSM-5におけるASDの特徴は、社会的コミュニケーションおよび相互関係における持続的障害に加え、限局された反復する様式の行動・興味・活動、とされる[38]。発症原因として、遺伝子背景（ASD関連遺伝子群）をもとに、生前と生後の化学物質環境や養育環境といった環境因子の影響を受ける「シナプスの形成・維持の問題」であることが解明されつつあり[44]、とりわけ環境因、中でも農薬、PCB、重金属等のさまざまな化学物質の影響が示唆されている[45]。ASDには科学技術の進展に伴う生命体としてのヒトの傷つきという側面がある。また、発症が遺伝と環境の相互作用であるため、その帰結としての症状も多様かつ連続的になる。

ASDの中核症状が、社会的コミュニケーションおよび相互関係における障害であるため、ASDの「社会的行動の学習の遅れ」を考えることは、ASDそのものの困難を考えることとも重なる。現在、大脳皮質高次連合野、ミラーニューロン、前頭前野、小脳、偏桃体・辺縁系等の脳の機能障害が想定されている[46]。また、社会的行動の困難に限っても、大脳皮質、扁桃体等の機能不全が指摘されるなど[47]、神経生物学的水準（一次症状のレベル）における困難の解明が進んでいる。こうした神経生物学的基盤の脆弱性は、感覚の過敏や鈍麻、聴覚的情報処理や統合的処理の苦手さなど、感覚・認知水準での機能的特徴となって表れる。

行動レベルで言えば、前述した社会的行動の典型的な発達のプロセスにおいて、人刺激への定位や共同注意の困難[48]、養育者の声など社会的な聴覚刺激への注意の苦手さ[49]、他者の視点に立って状況を捉えること[50]や他者が異なる考えを持ちうることの理解の苦手さ[51]が確認されている。これらの発達と社会的関係の構築は密接に関係しているため[52]、長期に渡って対人関係の構築に困難が生じうる[53]。見方を変えると、日常的な対人関係において、常に負荷がかかっている状態といえる。

また、学童期の児童の場合、生活は学校中心となり、対人関係は同級生が中心となる。学校生活における困難は、どれほど努力しても「教室にも部活にも居場所がなくなっていった」という当事者の言葉と体験からも窺える[54]。また、社会的行動には、苦痛で否定的な情動を整え

特集｜発達障害①障害像を理解する
社会的行動の学習の遅れ
困難さとその因子

ていく「情動調整」の力が関係しているが[55]、ASD児は情動調整の困難も抱えているため[56]、情動調整の発達の遅れから社会的行動の困難へとつながる可能性もある。自分自身の気持ちが掴みにくく、掴めたとしてもおさまりがつけにくいとしたら、人とのかかわりは辛く、苦しいことが多いだろうと想像する。さらに、三次症状として、フラッシュバックや心身症的な疾患となる懸念もある[57]。

まとめると、ASDにおける社会的行動の学習の遅れは、中核的要素として社会性の障害があるだけでなく、そのうえに二次症状、場合によっては三次症状も積み重なる形で、社会的行動の学習困難の状況が形成されているといえる。

注意欠如・多動症
attention-deficit/hyperactivity disorder：ADHD

たとえば、つい言わなくてもいいことを言ってしまったり、やらなくてもいいことをやってしまい、その後で叱られ、後悔した経験はないだろうか。あるいは、やらなくてはいけないことを忘れてしまったり、予定を立てたものの予定通りには進まずひどく焦り、嫌になったことはないだろうか。もし、脳機能の水準で、注意の持続や抑制が困難であるとしたら、どのようなことが生活に巻き起こり、人との関係はどうなってしまい、どのような思いで過ごすことになるのだろうか。

ADHDは、おもに行動・衝動・注意の制御の機能不全を中心としたグループである。ADHDは、脳梁や小脳、上縦束にASDと類似性が見られる一方で、脳のボリュームや扁桃体等には違いが見られる[58]。また、ADHDにおいては実行機能と報酬系回路の不全が指摘されている[59]。

ASD患者と同様、ADHD患者も社会的相互作用の困難を抱える[60]。ただし、ADHDにおいては、中核症状としての社会的障害というよりも、注意持続や抑制の困難というADHDの中核症状が、対人場面や集団行動における逸脱・衝動的な行動として顕在化し、結果として社会的行動の困難となっている。学校においては、叱責を受けやすいため、自己評価を下げ、前向きな気持ちが失われやすい[61] [62]。また、ADHD児が他児からいじめの被害に遭いやすいだけでなく[63]、ADHDの持つ衝動性の高さが攻撃行動やいじめ加害につながる場合もある[64]。一方、ADHD児の保護者は自責的になりやすいだけでなく[62]、子育て上の負荷も高いため、親子関係は悪循環に陥りやすい[65]。当人からすれば、「周囲の理解もなく、自分の良いところを褒められもせず、注意ばかりされるのに、周りとうまくやることなどできるわけがない」という気持ちになっても不思議ではない。また、青年期以降も整理整頓や時間管理が難しいなどの問題から仕事が続きにくいという報告もある[62]。

まとめれば、ADHDにおける社会的行動の困難は、神経生物学的水準における社会性の障害はない一方、注意持続の困難や衝動性という一次症状により、日々の社会的行動が「逸脱」的になり、周囲とのネガティブな相互作用によって、さらに逸脱や不適応が拡大されることで形成されている、といえる。

発達性協調運動症

developmental coordination disorder：DCD

　もしも、大方の子どもができる運動や日々の作業が、自分だけなぜかうまくできないとしたら、その辛さや恥ずかしさ、不自由さはいかほどのものであろうか。あるいは、その不器用さが努力不足と見なされるとしたら、周囲から克服の努力すらも笑われるとしたら、どのような気持ちになるだろうか。

　協調運動とは、視知覚等のさまざまな感覚入力を統合し、運動として出力、その結果をフィードバックするという一連の脳機能である。運動はもちろん、食事、排せつ、着衣、書字、楽器、バランス保持、遊びなど、ほとんどの日常生活に関係する[66]。協調運動機能が年齢と比べて低く、不器用さ、緩慢さ、不適切さがあり、日常生活に差し障る場合、DCDと診断される[38]。

　診断上、DCDには社会性の障害は含まれていない。一方で、微細な運動が苦手であると、靴を履くことや着替えに苦労するため、集団生活に適応しにくく、友人との活動や社会性の発達に影響を及ぼす[67]。また、幼児期には、三輪車や遊具で遊ぶことを通じて友人との関係を広げ、対人関係のスキルや社会性を獲得していくが、DCDの児童は、友達との関係において馴染みにくいことが報告されている[66]。実際、協調運動が苦手な児童が、日常的に行われる活動に消極的になっている可能性も指摘されている[68]。学童期に入れば、授業中の姿勢の崩れ、文字の乱れ、板書の遅さが目立つようになる。教室での姿勢の悪さや文字の乱れは、体幹機能や協応機能の問題ではなく、態度の悪さ、やる気のなさと見なされることもある[66]。また、体育や音楽の授業でできない内容があれば、周囲からは当人の努力不足とみなされ、嘲笑の対象となり、教員からは繰り返し練習するよう求められることもある[66]。そのため、DCD児の自己評価は低くなりやすい[69]。また、高い不安感や対人関係における困難も見られる[70]。さらに、こうした自己評価の低さや不安感は、年齢が上がると共に増していくといわれる[71]。自分のペースで取り組むことが認められにくい学校生活では、一層焦りを感じるであろうし、常に比較されることで辛い思いをする場面も多い。自分でも自らの不器用さが嫌になるかもしれない。また、単に学童期の困難に留まらず、青年期におけるメンタルヘルスへの影響も指摘されている[72]。そして、こうした広範な影響が気づかれず、適切な支援がなされていないという報告もある[73]。

　まとめれば、DCDの社会的行動の困難は、神経生物学的水準での社会性の障害とはいえないものの、協調運動の困難という一次症状により、日々の社会的行動に積極的に参加できず、周囲の誤解も相まって自己評価が低くなり、社会的相互作用が生じにくくなることで生じているといえる。

特集｜発達障害①障害像を理解する

社会的行動の学習の遅れ
困難さとその因子

限局性学習症

specific learning disorder：SLD

自分以外の人には難なくできるように見えるのに、自分にはできないことが誰でも1つ、2つはある。人によっては、そのことを知られたくない気持ちが湧く場合もあるだろう。知られたくない気持ちを抱えたまま過ごす毎日は落ち着かない。もしそれが、読む・書く・計算する、という学校生活で不可欠とされるものだったら、そして自分でもできて当たり前と思い、できない自分を責めるとしたら、どのような苦しさを抱え、人との関係はどのようなものになっていくだろうか。

DSM-5においてSLDは、正規の学校教育期間中に明らかとなる、基本的な学業的技能の学習に持続的困難があること、読字、書字表出、算数の障害が見られ、学業成績がその年齢の平均より有意に低い障害と定義される[38]。学習障害には、流暢性と正確性が「平均を下回る」ことが障害と呼ばれてしまう側面がある[74]。裏を返せば、平均以上であることを常に求められる社会でもある。また、統一的見解には至っていないが、異所性灰白質など神経生物学的基盤の脆弱性を持つこと[75]、脳機能として音韻処理、視覚認知、自動化等の認知障害があると言われている[76]。

中核症状ではないものの、社会性の困難が見られること[77]、社会的スキルの不足や友人関係の維持に課題がある可能性が示唆されている[78]。学校生活の中心は学科教育であり、文字文化、読み書きが溢れる場所でもある。また、グループでのまとめや発表など読み書きや文字を介しての共同作業も少なくない。そのため、読み書きや学習困難が対人関係に与える影響は大きく、学習障害児と他児との間で社会的相互作用の減少が見られること、他児からの拒絶や学級内地位の低下が指摘されている[79]。また、教員からも、学習困難が怠け・やる気がないと捉えられることで、支援ではなく強い指導を受ける可能性も示唆されている[80]。こうした状況において、自己像はネガティブなものになり、劣等感や孤独感を抱くことにもつながる。とりわけ読み書きは自己評価の低下に直結しやすく、読み書きの障害から不登校となった事例とその支援[81][82]、学習面や友人関係の中で自己肯定感を持てずに不登校になり、入院も含めた治療[83]も報告されている。井上は、読み書きができないこと、そして周囲の無理解がどれほど本人を追い詰めるか、学校生活に限らず、仕事を始めてからも苦しみ続けること、人生にも大きな影響を及ぼすことを当事者の体験として伝えてくれている[84]。

まとめると、SLDは神経生物学的水準では学習能力に関する障害であるものの、学習の障害という一次症状が、学業はもとより、自己評価や友人関係など広範な影響を及ぼし、学童期以降も社会的行動における困難が生じている状態といえる。

支援に関する基本的な考え方

具体的な支援のあり方については次回以降で触れられることになるため、今回は社会的行動の遅れに関する支援の基本的な考え方について述べて稿を閉じたい。

(1)複数の要因を仮定し、支援しつつ結果を見る

実際の現場で「社会的行動の遅れ・困難」に直面した場合、どのように理解していけばよいのだろうか。たとえば、保育園に通う子どもが「課題保育の際に着席する」ことが難しい、そうしたごくシンプルな場面を想像してみる。こうしたシンプルに見える状況であっても、いくつかの仮説が浮かぶ。

たとえば、

○「**触覚**」の過敏があり、園の椅子が冷たく、硬くて不快なため、座ることが苦痛である。

○「**聴覚の過敏**」によって、室内で生じる机や椅子の音、他児の声が騒がしく耳に響き、耐え難い。

○着席姿勢を「**保持する筋力**」や「**平衡感覚**」が未発達で、椅子に座り続ける姿勢をとることが難しい。

○「**他者への注目**」が弱く、どのような行動をとるのかを理解しにくい。

○「**社会的参照**」の力が未発達で、他者の表情を見ながら、とるべき行動が判断できない。

○「**言語理解**」の弱さから課題保育の内容が難しい。

○内容の理解はできるものの「**注意持続の困難**」のため、我慢ができず席を立っている。

○内容の理解もでき、注意も持続しているが「**視覚優位**」のため、窓から見える外の風景が気になり外に出る。

○「**興味の偏り**」によって課題に興味が持てない。

○課題が引き金となって過去の嫌な体験が「**フラッシュバック**」し、対処行動として離席している。

○離席するたびに、「**他児の注目**」を得ることができる。

などが考えられる。この他にも要因は考えられるし、重なっていることもある。

このように、表面上はシンプルに見える困難であっても、想像されうる要因は多様である。そのため、社会的行動に関しては「疾患や原因を1つに特定し、その後支援をはじめる」という発想が馴染みにくい。疾患カテゴリーについて言えば、時代により変化し、現在別の疾患とされているものについて遺伝的基盤の共通性に迫る試みも行われている[85]。

また、胎生期からの環境のあり方が遺伝子発現に寄与し、発達障害[44]や社会性の発達[86]のありように影響することも示唆されている。発達障害に関しても、各疾患の併存可能性の高さから、別疾患というよりも同一発生メカニズムの差異と考えることが妥当という指摘がある[44]。こうしたことから、それぞれの疾患を「カテゴリー」としての特徴を踏まえつつも、「特性的」に捉えて支援することが実践

的と言えよう。「特性的」に捉えるとは、いわばそれぞれのカテゴリーを「要素・成分」として考えることである。目前の患者に社会的行動の遅れや苦手さが見られる場合、先の例のように、ASD的な困難（一次症状としての社会性の障害）がどれほどありそうか、ADHD的な困難（制御の機能不全に起因する社会的相互作用の悪循環）がどれほどありそうか、DCD的な困難（不器用さに起因する自己評価の低下や消極性）がどれほどありそうか、といったように要素ごとに把握し、仮説を作っていくやり方である。

診断名を大切にしつつ、治療・教育の現場においては、複数の要因とその強弱を見立て、それらを支援の始発点にすることが有用である。その中で、変わりやすそうなところ、取り組みやすそうなところから手をつけるとよい。そして、当該の困難が和らいでいるのかを、支援を通じて、患者と共に見ていく姿勢が実際的であろう。

(2)発達のリハビリテーションとしての支援

発達障害の病態の本質が、特定の高次機能神経回路のシナプス形成・維持の脆弱性であるならば、シナプス自体は可塑性があるために、発達障害の脳は発達し続ける可能性を持つ[44]。発達障害における支援は、脳機能の回復トレーニングであり、簡単で行いやすい段階から始めて、次第に複雑で高度な機能へと進めていくことが肝要となる[57]。つまり、発達障害における支援を「発達のリハビリテーション」[44]と捉える考え方である。これは、社会的行動の発達においても例外ではない。発達し続ける可能性を持つ、とはひとつの仮説であるが、発達障害の治療においては、生物学的原因を含め、どのような支援が有効であるのか、いまだ明確な結論に至っていない。そうであるなら「パスカルの賭け」の姿勢、すなわち支援者として少しでも豊かな未来がもたらされる考え方に賭ける姿勢を持ちたいと考えている。

注意が必要なのは「発達のリハビリテーション」という視点には、定型発達にむかって、その個人のみが変わる、という前提を含みがちになる点である。大切なのは、あくまでその人なりのスピードと道筋、そしてその人らしいゴールに向かって発達していくのを応援することであろう[42]。前述の通り、社会的行動は「個と環境の関数」であり、なおさら多様な折り合い方がある。岩野の「発達障害のぼくができることから、ぼくにしかできないこと」[54]という言葉が象徴するように、その人の資質とその人らしさをサポートしていけるとよい。また、周囲の理解や協力、そうしたものを引き出し、育む技法が支援者には必要となる。"発達障害"と出会うのではなく、発達障害を生きる1人の人、ともに生きるその家族と出会うという姿勢を大切にして支援を行っていきたいと考えている。

引用・参考文献

1) Romero T,Ito M,Saito A&Hasegawa T. Social modulation of contagious yawning in wolves. PLoS ONE 2014;9(8):e105963.

2) Ben-Ami Bartal I,Decety J&Mason P. Empathy and pro-social behavior in rats. Science 2011;334:1427-1430.

3) Plotnik JM&de Waal FBM. Asian elephants(Elephas maximus) reassure others in distress. PeerJ 2014;e278

4) 瀧本彩加・山本真也．共感関連現象を説明する組み合わせモデルとヒト以外の霊長類における事例．心理学評論 2015;58(3):255-270.

5) Zuberbühler K. Gaze following. Current Biology 2008;18(11):R453—R455.

6) Meltzoff AN&Moore MK. Imitation of facial and manual gestures by human neonates. Science 1977;198:74-78.

7) Simon F&Di Giorgio E. Face perception and processing in early infancy:inborn predispositions and developmental changes. frontiers in psychology 2015;6:969. doi:10.3389/fpsyg.2015.00969

8) Haviland JM&Leiwica M. The induced affect response: 10-week-old infants' responses to three emotion expressions. Developmental Psychology 1987;23(1):97-104.

9) Myowa-Yamakoshi M,Tomonaga M,Tanaka M,et al. Imitation in neonatal chimpanzee(Pan troglodytes). Developmental Science 2004;7:437-442.

10) Ferrari PF,Visalberghi E,Paukner A, et al. Neonatal imitation in rhesus macaques. PloS Biology 2006;4:1501-1508.

11) 篠原郁子．発達早期．氏家達夫・遠藤利彦編．発達科学ハンドブック第5巻 社会・文化に生きる人間．東京：新曜社；2012.p.49-57.

12) Meins E. Security of attachment and the social development of cognition. Hove:Psychology Press;1997.

13) ヴァスデヴィ・レディ．乳児期におけるかかわることと心への気づき．中山人間科学振興財団25周年記念事業特別委員会編．発達心理学の新しいパラダイムー人間科学の「二人称的アプローチ」．東京：中山書店；2017.p.1-44.

14) DeCasper AJ&Spence MJ. Prenatal maternal speech influences newborns' perception of speech sounds. Infant Behavior and Development 1986;9(2):133-150.

15) Condon WS&Sander LW. Neonate movement is synchronized with adult speech;interactional participation and language acquisition. Science 1974;183(1951):99-101.

16) Sameroff AJ,McDonough SC&Rosenblum KL.(Eds) Treating parent-infant relationship problems:Strategies for intervention. New York:Guilford Press;2004.

17) Trevarthen C. Communication and cooperation in early infancy. A description of primary intersubjectivity. In Bullowa M.(Ed.) Before Speech:The beginning of human communication. London:Cambridge University Press;1979. p.321-347.

18) 下條信輔．こころは孤立しているか？実験的発達心理学の可能性と限界．中山人間科学振興財団25周年記念事業特別委員会編．発達心理学の新しいパラダイムー人間科学の「二人称的アプローチ」．東京：中山書店；2017.p.79-114.

19) 遠藤利彦・小沢哲史．乳幼児期における社会的参照の発達の意味およびその発達プロセスに関する理論的検討．心理学研究 2001;71(6):498-514.

20) Tomasello M. Joint attention as social cognition. In Moore C.&Dunham PJ.(Ed.) Joint attention:Its origin and role in development. Hilsdale New Jersey:Lawrence Erlbaum Associates.;1995. p.103-130.

21) 大神英裕．共同注意行動の発達的起源．九州大学心理学研究 2002;3: 29-39.

22) 福山寛志・明和政子．1歳児における叙述の指さしと他者との共有経験理解との関連．発達心理学研究 2011;22(2):140-148.

23) 友永雅己．What is it like to be a chimp? ―チンパンジーの比較認知研究の現状―．霊長類研究 2009;24:265-272.

24) 友永雅己．霊長類における三項関係と心の創発．動物心理学研究 2006;56(1):67-78.

25) Tomasello M. Why we cooperate. Cambridge:MIT Press;2009.

26) Dweck CS. Social Development. In Zelazo PD.(Ed.) The oxford handbook of developmental psychology. vol.2. Oxford:Oxford University Press;2013. p.167-190.

27) Dawson G&Fernald M. Perspective-taking ability and its relationship to the social behavior of autistic children. Journal of autism and developmental disorders 1987;17:487-498.

28) Baron-Cohen S. Mindblindness:An essay on autism and theory of mind. Cambridge:MIT Press;1995.

29) 松沢哲郎．想像するちから チンパンジーが教えてくれた人間の心．中山人間科学振興財団25周年記念事業特別委員会編．発達心理学の新しいパラダイムー人間科学の「二人称的アプローチ」．東京：中山書店；2017.p.45-78.

30) 久保ゆかり．社会性の発達．近藤清美・尾崎康子編．講座・臨床発達心理学④社会・情動発達とその支援．東京：ミネルヴァ書房；2017. p.60-75.

31) 櫻井茂男・村上達也．共感性と社会的な行動の関係について－溝川・子安論文へのコメント－．心理学評論 2015;58(3):372-378.

32) Vygotsky LS. Mind in society:Development of higher psychological processes. Cole M.&John-Steiner V.(Ed.) Cambridge:Harvard University Press;1978.

33) Bronfenbrenner U. The ecology of human devwlopment. Cambridge:Harvard University Press;1979.

34) 小島康生．対人関係と集団参加の発達．近藤清美・尾崎康子編．講座・臨床発達心理学④社会・情動発達とその支援．東京：ミネルヴァ書房；2017. p.76-87.

35) 松永あきみ．対人関係と集団参加の発達．近藤清美・尾崎康子編．講座・臨床発達心理学④社会・情動発達とその支援．東京：ミネルヴァ書房；2017. p.87-96.

36) 氏家達夫．発達を支える社会文化的基盤．氏家達夫・遠藤利彦編．発達科学ハンドブック第5巻 社会・文化に生きる人間．東京：新曜社；2012.p.10-24.

37) 米田衆介．自閉症スペクトラムの人々の就労に向けたSST．精神療法 2009;35(3):318-324.

38) American Psychiatric Association. DSM-5 精神疾患の診断・統計マニュアル．染矢俊幸，神庭重信，尾崎紀夫・他訳．東京：医学書院；2014.（American Psychiatric Association. Diagnostic and statistical manual of mental disorders,fifth edition. Arlington,VA: American Psychiatric Association;2013.

39) 清水康夫，本田秀夫，岩佐光章・他．高機能広汎性発達障害に生じうる反社会的行動の危機介入と予防的介入－幼児期における早期発見・早期療育から学童期における学校への支援を含めた地域ケア・システムのあり方－．厚生労働科学研究費補助金（こころの健康科学研究事業）「高機能広汎性発達障害にみられる反社会的行動の成因の解明と社会支援システムの構築に関する研究」（主任研究者：石井哲夫）平成16年度報告書 2005.p.108-111.

40) 本田秀夫．発達障害の子どもを早期発見・早期支援することの意義．精神科治療学 2013;28(11):1457-1460.

41) 神田橋條治．精神療法面接のコツ．東京：岩崎学術出版社；1990.

42) 青木省三．ぼくらの中の発達障害．東京：ちくまプリマー新書；2012.

43) 片岡聡．自閉スペクトラム症（ASD）者の視点から見た大人の発達支援の問題点．精神科治療学 2017;32(12):1649-1654.

44) 黒田洋一郎・木村-黒田純子．発達障害の原因と発症メカニズムー脳神経科学からみた予防，治療・教育の可能性．東京：河出書房新社；2014.

45) 木村-黒田純子・黒田洋一郎．自閉症・ADHDなど発達障害増加の原因としての環境化学物質－有機リン系、ネオニコチノイド系農薬の危険性（下）．科学 2013;83(7):818-832.

46) 十一元三．自閉性障害・アスペルガー障害の見方に誤りはないか．科学 2007;77(3):305-310.

47) Barak B&Feng G. Neurobiology of social behavior abnormalities in autism and Williams syndrome. Nature Neuroscience 2016;19(5):647-655.

48) Dawson G,Toth K,Abbott R, et al. Early social attention impairments in autism:Social orienting, joint attention, and attention to distress. Developmental Psychology 2004;40:271-283.

49) Kuhl PK,Coffey-Corina S,Padden D,et al. Links between social and linguistic processing of speech in preschool children with autism:behavioral and electrophysiological measures. Developmental Science 2005;8(1):F9-F20.

50) Pearson A,Ropar D&Hamilton AFC. A

特集｜発達障害①障害像を理解する

社会的行動の学習の遅れ　困難さとその因子

review of visual perspective taking in autism spectrum disorder. frontiers in human neuroscience 2013;7:652. doi:10.3389/fnhum.2013.00652

51) 浅田晃佑・熊谷晋一郎．発達障害と共感性－自閉スペクトラム症を中心とした研究動向－．心理学評論　2015;58(3):379-388.

52) 溝川藍・子安増生．他者理解と共感性の発達．心理学評論　2015;58(3):360-371.

53) Fink E,Begeer S,Peterson CC, et al. Friendlessness and theory of mind:A prospective longitudinal study. British Journal of Developmental Psychology 2015;33(1):1-17.

54) 岩野響．15歳のコーヒー屋さん－発達障害のぼくができることからぼくにしかできないことへ．東京：KADOKAWA；2017.

55) Eisenberg N,Spinrad TL&Eggum ND. Emotion-related self-regulation and its relation to children's maladjustment. Annual review of clinical psychology 2010;27(6):495-525.

56) Mazefsky CA. Emotion regulation and emotional distress in autism spectrum disorder:Foundations and considerations for future research. Journal of autism and developmental disorders 2015;45(11):3405-3408.

57) 神田橋條治．改訂精神科養生のコツ．東京：岩崎学術出版社；2009.

58) Dougherty CC,Evans DW,Myers SM, et al. A comparison of structural brain imaging findings in autism spectrum disorder and attention-deficit hyperactivity disorder. Neuropsychology Review 2016;26(1):25-43.

59) 八幡憲明・石井礼花．報酬系を通した注意欠如・多動性障害の病態理解．日本生物学的精神医学会誌　2011;22(4):253-256.

60) Nijmeijer JS,Minderaa RB,Buitelaar JK, et al. Attention-deficit/hyperactivity disorder and social dysfunctioning. Clinical Psychology Review 2008;28(4):692-708.

61) 斉藤万比古・青木桃子．ADHD の二次障害．精神科治療学　2010;25(6):787-792.

62) 田中康雄．第2章各障害へのアプローチ 3 ADHD．宮尾益知・橋本圭司編．発達障害のリハビリテーション－多職種アプローチの実際．東京：医学書院；2017.p.104-117.

63) Weiner J&Mak M. Peer victimization in children with attention-deficit hyperactivity disorder. Psychology in the Schools 2008;46(2):116-131.

64) 田中善大・伊藤大幸・村山恭朗・他．保育所・小中学校における ASD 傾向及び ADHD 傾向といじめ被害及び加害との関連．発達心理学研究　2015;26(4):332-343.

65) Muñoz-Silva A,Lago-Urbano R,Sanchez-Garcia M, et al. Child/adolescent's ADHD and parenting stress:The mediating role of family impact and conduct problems. frontiers in psychology 2017;8:2252. doi:10.3389/fpsyg.2017.02252

66) 中井昭夫・若林秀昭・阿部佳奈．第2章各障害へのアプローチ 5 DCD．宮尾益知・橋本圭司編．発達障害のリハビリテーション－多職種アプローチの実際．東京：医学書院；2017.p.133-145.

67) 平澤恭子．第1章 発達障害とはなにか 3 低出生体重児と発達障害．宮尾益知・橋本圭司編．発達障害のリハビリテーション－多職種アプローチの実際．東京：医学書院；2017.p.27-36.

68) 渋谷郁子．幼児における協調運動の遂行度と保育者からみた行動的問題との関連．特殊教育学研究　2008;46(1):1-9.

69) McWilliams S. Developmental coordination disorder and self-esteem:Do occupational therapy groups have a positive effect? British Journal of occupational therapy 2005;68(9):393-400.

70) Cantell MH,Smyth MM&Ahonen TP. Clumsiness in adolescence:Educational,motor and social outcomes of motor delay detected at 5 years. Adapted Physical Activity Quarterly 1994;11(2):115-129.

71) Skinner RA&Pick JP. Psychosocial implications of poor motor coordination and adolescents Human Movement Science 2001;20:73-94.

72) Harrowell I,Hollén L,Lingam R, et al. Mental health outcomes of developmental coordination disorder in late adolescence. Developmental Medicine & Child Neurology 2017;59:973-979.

73) Harrowell I,Hollén L,Lingam R, et al. The impact of developmental coordination disorder on educational achievement in secondary school. Research in Developmental Disabilities 2018;72:13-22.

74) 室橋春光．「学習障害」概念の再検討．北海道大学大学院教育学研究院紀要 2016;124:13-31.

75) Galaburda AM,Sherman GF,Rosen GD, et al. Developmental Dyslexia:Four consecutive patients with cortical anomalies. Annuals of Neurology 1985;18:222-233.

76) 宇野彰．発達性読み書き障害．高次脳機能研究 2016;36(2):8-14.

77) 上野一彦．LD と ADHD．東京：講談社；2003.

78) McIntosh R,Vaughn S&Zaragoza N. A review of social interventions for students with learning disabilities. Journal of Learning Disabilities 1991;24(8):451-458.

79) Kavale KA&Forness SR. Social skill deficits and learning disabilities:A meta-analysis. Journal of Learning Disabilities 1996;29(3):226-237.

80) 林隆．シンポジウム2：発達性読み書き障害(dyslexia) 診断と治療の進歩：医療からのアプローチ　取り巻く問題点（併存症・二次障害）．脳と発達　2015;47(3):203-206.

81) 神野秀雄．LD で不登校の男子中学生の遊戯量を基盤とした治療教育 (1) －「そろそろ勉強したくなった。字が読めないと不便だから」と訴えるまで－．治療教育学研究 2003;23:53-61.

82) 神野秀雄．LD で不登校の男子中学生の遊戯量を基盤とした治療教育 (2) －平仮名の読み学習の展開に伴うクライアントの世界

の変容「カンが働かなくなってきた」－．治療教育学研究 2004;24:45-56.

83) 早田聡宏，東晃子，中村みゆき・他．学習障害、注意欠如・多動性障害および母子密着を背景とした長期不登校児童への入院治療－あすなろ学園での18ヶ月間の療育的かかわりと経過－．児童青年精神医学とその近接領域　2016;57(5):808-828.

84) 井上智・井上賞子．読めなくても、書けなくても、勉強したい－ディスレクシアのオレなりの読み書き－．東京：ぶどう社；2012.

85) Gandal MJ,Haney JR,Parikshak NN, et al. Shared molecular neuropathology across major psychiatric disorders parallels polygenic overlap. Science 2018;359(6376):693-697.

86) 遠藤利彦．「ヒト」と「人」：生物学的発達論と社会文化的発達論の間．氏家達夫・遠藤利彦編．発達科学ハンドブック第5巻 社会・文化に生きる人間．東京：新曜社；2012.p.25-46.

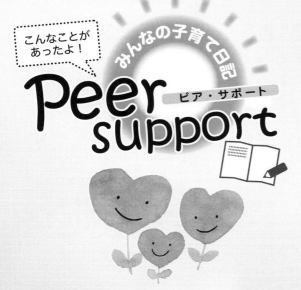

こんなことがあったよ！

みんなの子育て日記

Peer Support
ピア・サポート

【Peer Suport】
同じ症状や悩みを持ち、同じような立場にある仲間＝「peer」（ピア）＝がそれぞれの状況で自分の体験や考えを語り合うことで支え合うこと。このページではみなさんが子育てをする中で嬉しかったことや悩み、心に響いたエピソードをご紹介していきます。

大人になった姿を想像しながら

ミルク飲むのが下手・眠れない・吐く・成長の不安・離乳食が食べられない・言葉の遅れなど、悩みが多すぎて……、今はもうたいして悩みません（笑）。実母や発達支援、保育園、病院、リハ……、色々な先生たちに協力してもらいながらこの子は成長しています。

毎日練習してくれる先生が、「（息子が）高校生になって、大学生になって、働いている姿をイメージしながらいつも練習しています」と言っていただいた言葉が今でも忘れません。

初めて「ママ」と呼んでもらえたこと、髪をなでてくれる優しさ、あなたの笑顔、朝起きて隣にいる幸せを感じています。

夫の言葉が支えとなり、夫婦で前向きに

生後すぐに大病院に救急搬送され、1ヵ月入院しました。おっぱいを吸う力も弱く、うまく吸えずにおっぱいを求めることもなく、眠り続ける子ども——出産前に持っていた育児のイメージとかけ離れた現実に直面した時、夫のやさしい言葉と態度に支えられました。

夫婦で前向きにとらえることを約束し、本やインターネットから情報を調べ、病院の看護婦さんからアドバイスをいただきました。

今はまだうまく話すことができないけれど、弟のために一生懸命本を読んであげる子どもの姿に感銘をうけました。

笑顔がコミュニケーションの第一歩

意思疎通のできない子どもと、どのようにコミュニケーションをとればよいのかわからず、泣いている意味も理解できず、育てていけるか不安ばかりが募っていました。

通所施設の保育士さんに「おかあさんが笑えば、子どもも笑顔になるよ」と声をかけてもらってから、とりあえず"泣いたら笑う"を繰り返し、それを見ていた姉妹たちも巻き込んで、子どもが笑うようになりました。それがきっかけとなって、家族でコミュニケーションがとれるようになりました。

（レノックス・ガストー症候群）

退屈とは無縁の生活に感謝。
子どもとゆっくり、季節の移り変わりを感じて。

現在、息子は24歳になりました。12年通った養護学校（現在の特別支援学校）を卒業して、進路を考える時が大変でした。建物に強いこだわりを持つ息子は、慣れない場所で過ごすことに抵抗があります。

予定していた生活介護施設では、研修時に転んで擦り傷を負ったことで、施設長に断られるというハプニング、何とか週1日でもとお願いし通えることに……。

就学前の母子通園でお世話になった施設の募集を知り、そちらも利用させていただけたのは助かりました。今では、週3日は最初の施設、残りの2日は、母子通園時代から知っている皆さんと一緒に活発に過ごせています。

タイプの違う場所で過ごすことによって仲間を増やし、刺激を受け楽しんでいます。子供を通じて深く知り合えた人の多いこと！ 志の高いやさしい方達はわたしたち夫婦にとって心強い存在です。

（スミス・レムリ・オピッツ症候群）

母と子、1対1で向き合う時間の大切さ

障がいのある娘が3歳の時に、弟が生まれ、全介助の娘も、甘えたい弟も、母としてどちらも相手をしてあげたいけど、どちらも満足できず、いつも心の中はモヤモヤしていました。

そんな時に、母子通園施設の先生に「1度に2人の相手は無理。心は通じないですよ。先に下の子と1対1で向き合って満足したら、『次はお姉ちゃんだよ』と伝えれば、待っていられるから大丈夫」とアドバイスを受け、子どもたちと1対1で向き合うようにすると、どちらとも心を通わせる時間が持てるようになりました。

子育ての中で生まれた気持ちや体験を募集しております。
「ピアサポート」

こちらのコーナーは、ピアサポートの考え方をもとに、ご自身の体験を伝えあうことによって、同じ悩みや想いを持つ親御さんにも「1人じゃない」「他にも同じ想いの人がいる」ことを共感・共有していただきたいとの想いで企画いたしました。

下記QRコード先にてアンケート用紙がDL可能となっております。ご記入の上、「小児リハビリテーション編集部」までFAX/Mailにてご連絡いただけますと幸いです。

皆様の「悩み」や「想い」お待ちしております。

アンケートDL用 PDFデータ

TEL：052-325-6611
FAX：050-3852-1905
Mail：publisher@gene-llc.jp

[連載] 障害を持った子の 内部障害
| その① | 呼吸器

北里大学病院
リハビリテーション科　理学療法士
小林 主献

北里大学 医療衛生学部
リハビリテーション学科
理学療法学専攻　理学療法士
横山 美佐子

はじめに

　理学療法に関する研究が数多くみられるようになってきた現代においても、小児を対象とする理学療法研究は十分に発展していないといえる。とくに小児の内部障害に関する研究はとても少ない状態である。そこにはいくつかの理由が考えられる。まず、小児に関わる理学療法士の数が圧倒的に少ないことである。2017年12月時点で、日本理学療法士協会が定める認定理学療法士制度において延べ4450人が認定を受けているが、発達障害領域の認定を受けている者は116名（認定者の2.6％）であり、理学療法士協会に登録している理学療法士（2017年12月時点で115,587人）の１％にも満たない状況である。小児に関わるために認定を受けることが必ず必要というわけではないが、小児領域を発展してさせていくという観点からすると、この人数は十分とはいえない。

　次に疾患の希少性や多様性、併存疾患の多さが障害像を難しくさせることが挙げられる。多くの障害児が中枢神経系の問題に加えて呼吸・循環・代謝に問題を抱えていることが多く、理学療法を施行するうえでの障壁になることが多いため、小児に関わること自体を避ける者も少なくない。更に、発達という側面が障害像をより複雑化させ理学療法評価や介入を難しくさせているといえる。

　そこで本稿では、小児に関わる若手理学療法士やこれから小児に関わっていく人のために、小児の呼吸器系の解剖生理学的特徴、当院で用いている病態の考え方、およびそれに対する狭義の呼吸（肺）理学療法介入について説明する。

小児呼吸器の解剖生理学的特徴

1.解剖学的特徴

　気道　空気の通り路である気管・気管支は、成人と比較し、発達の途中であり体格が劣ることから、構造面において細く、咽頭喉頭部が軟らかいことが知られている。近年の研究において鎮静・自発呼吸下で咽頭をMRI撮影した結果、小児の咽頭は声門部が最も狭く、形状は円柱型であり、断面は前後に長い楕円形をしていることが分かっている。また、下気道においては側副換気路（Lambert管；肺胞と細気管支をつなぐ管、Kohn孔；肺胞間を交通する孔etc）が未発達であり（**図1**）、肺胞は虚脱し易く、再開通しにくいと考えられている。気道抵抗は気道半径が２分の１になると16倍に増加するため、気道内圧の変化は換気に大きく影響する。

　機能面において、小児期の気管・気管支は外分泌腺である粘液分泌腺が成人と比較し、過剰に形成されていることが知られている。しかし、

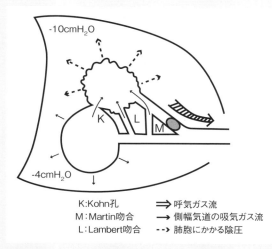

図1 側副換気路

分泌物を体外へと送り出す働きがある気道上皮の繊毛運動は乏しい。

肺臓 出生時の子どもの肺は未成熟な状況である。成人と同等の数の肺胞を獲得するのは約8〜10歳と言われており、肺胞の約8割は出生後に形成される。そのため、胎児期や出生後の呼吸器系のさまざまな異常はその後の肺の病態に大きく関わってくる。

新生児の肺胞数は$24×10^6$個、気管支の数は$1.5×10^6$個であり、年齢と共に成熟していき、成人になるときには肺胞数は$300×10^6$個、気管支の数は$14×10^6$個にまで増加する。実に新生児期から約10〜12倍にまで増えるといわれている。

肺胞のおもな役割はガス交換である。ガス交換面積は気管支や肺胞の成長と共に増加していき、新生児期の$2.8m^2$程度から成人の$120m^2$程度と約40倍近く増加する。

胸郭 小児の胸郭は骨格筋などの軟部組織が未発達である。また、肋骨や脊椎などの骨組織は未発達であり、軟骨組織が多い。そのため小児の胸郭は柔軟性に富んでいる。

呼吸は胸郭に付着する筋活動によって行われる。小児の呼吸は主動作筋である横隔膜に依存しており、腹式呼吸が中心に行われる。しかし胸郭の大きさに対して相対的に肝臓が大きいことや、含気や食事などで腹満が起きやすく、横隔膜の運動は阻害されやすいと言われている。

2.生理学的特徴：

小児の心拍数および呼吸数は成人の約2倍程度であり、このふたつのパラメーターも成長に伴い減少してくる。このため小児期では体重に対する基礎代謝が亢進しており、酸素消費量（6〜8L/kg/min）は成人の約2〜3倍程度であると言われている。また、中枢神経系が未発達であるため、低酸素血症など本来ならば呼吸が促進される状況においても、呼吸が抑制されやすい。

上記の解剖学的特徴を考えると、気道抵抗は高く、分泌物によって気動閉塞が起き易く、換気量の低下を招き易いことがわかる。また、生理学的特徴とあわせて考えると、呼吸器系、循環器系に問題が生じると容易に呼吸不全を起こし重症化しやすいのである。

病態の考え方

当院で用いている病態の考え方を紹介する。上田ら[1]によって考えられた次項に示す三角形は、呼吸を規定するものを「気道」、「肺容量」、「ポンプ機能」の3要素で表したものであり、正三角形は正常な呼吸状態を示している（図2）。

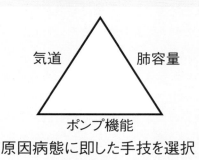
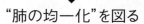

図2　病態の理解

　理学療法介入を行う際は、主疾患の病態理解に加えて、介入のタイミングでこの3要素のうちどこに問題があるのか、肺のどの部位に病変があるかを評価していく必要がある。病院であれば、レントゲン画像、CT画像、血液ガス分析に加えて、小児の呼吸器系に特徴的な解剖性理学を理解したうえで、フィジカルアセスメント（視診、聴診、打診、触診etc）を十分に行い、介入するタイミングでの病態理解を深められるとよい。訪問看護やデイサービスなど、十分な医療器材がなく、画像評価や血液検査が行えない環境においても、フィジカルアセスメントの技術を磨くことで十分に病態理解や病変部位の理解を行えると筆者は考えている。なぜなら、レントゲンやCT画像は撮影したタイミングでの評価であって、1度の撮影で得られた情報を次の撮影まで使い続けることは賢明ではない。むしろ、介入前後で正確なフィジカルアセスメントを行い、介入による変化や日々の変化を評価・確認できるようになることが望まれる。

呼吸理学療法介入の目的と選択手技

　呼吸管理で重要なのは病変部位を均一に改善させ、他の正常な肺に害が出ないようにすることである。そこで酸素療法、人工呼吸療法、および薬物療法のみでなく、体位変化や体位ドレナージと共に、下記に示す呼吸理学療法手技を併用することが重要である。

　呼吸を規定する3要素の問題点ごとの呼吸理学療法の目的と選択手技を次項の表に示す（表1）。注意する点として小児の場合、手技の適応は成人とは異なることがある。手技の選択を行う際には小児の解剖・生理学的特徴を理解し、アプローチ方法を検討していくことが必要になってくる[2]。

　代表的な疾患の特徴と呼吸理学療法を行ううえでの注意点を挙げる。

低出生体重児　新生児期、特に低出生体重児などは軟部組織が未発達であり、胸郭コンプラ

表1 呼吸理学療法の目的と手技

要素	原因			目的	選択手技	
気道	上気道狭窄			吸気を補助	吸気介助、体位変換（気道確保）	
	下気道狭窄			呼気を補助	呼気介助	
肺容量	肺／胸郭コンプライアンス低下	筋緊張亢進		筋緊張の軽減	リラクゼーション	
		胸郭変形、呼吸筋短縮、関節拘縮		筋短縮・関節拘縮の改善	ストレッチング、関節可動域練習	
	肺容量低下	関節拘縮		肺容量の増加（無気肺の改善）	体位ドレナージ、Bagging・呼吸介助・スプリンキング	
		ブラ・間質性肺気腫		換気無関係部位の縮小	体位変換	
		胸腔内占拠病変	胸水・気胸など	占拠病変の除去		
		腹腔からの圧迫	肝臓・腹水・胃膨満	圧迫の除去		
ポンプ機能	呼吸筋力	軽度		ポンプ機能の補助（筋力増強）	咳介助	呼吸筋トレーニング
		中等度			呼気介助	
		重度			吸気介助、体位変換（気道確保）	

イアンスが非常に高いため胸郭の弾性を利用した呼吸介助の効果は少ないと考えられている。また、片側無気肺などに対して完全側臥位管理を行う際は自重によって下側になった胸郭の拡張が抑制され、換気量が低下し、呼吸状態を悪化させることがある。そのため、側臥位管理を行う際は頻回にフィジカルアセスメントを実施し、肺胞呼吸音の低下がないか、胸郭の拡張が低下していないかなどに注意して観察していく必要がある。人工呼吸器など換気量が分かる装置が付いている場合はフィジカルアセスメントと共に換気量の変化に注意を払う必要がある。

ダウン症 ダウン症は染色体異常により、先天性心奇形、低身長、難聴、精神運動発達遅滞を来す疾患である。身体的特徴は相対的に巨大な舌や四肢、体幹部の骨格筋量が少なく、それに伴い全身の筋緊張が低いことである。特に体幹など中枢部の筋緊張が低く、胸郭コンプライアンスが高いことが多い。このことから、新生児と同様に胸郭の弾性を利用した呼吸介助の効果は少ないと考えられる。また、全身の筋力が低下しているため、有効な一回換気量を確保することや有効な咳嗽が得られ辛く、呼吸器感染症に罹患した際に改善まで時間を要するにことをよく経験する。

脳性麻痺 脳性麻痺児はさまざまな障害が重複し障害像が複雑化しやすい。重症心身障害児・者の特徴をいくつか列挙する。最初に気道について考える。重症心身障害児・者は気管軟化症などの器質的変化、頸部の拘縮や胸郭の変形などの後天的変化によって十分に気道を確保できないことが多い。そのため、気道確保や吸痰のために気管切開をしている者が多い。気管切開部に挿入される気管カニューレは気管を介して気管の前面を走行する腕頭動脈に隣接する。呼吸理学療法を行う際の注意点としては、後弓反張など頸部の持続的伸展位や体位ドレナージなどの姿勢変換時にカニューレによる気管へのストレスを考慮する必要がある。カニューレによる持続する、または頻回に起こる気管へのストレスは気管潰瘍を生じさせることがある。これを放置すると潰瘍は動脈にまで浸潤し、大量出血をきたすことがある。予防するためには体動時にカニューレの固定を確認する

ことや日々の評価にて気管支呼吸音に変化がないかを評価する必要がある。リハ中や排痰練習中に血清痰を認めた際は医師へ相談するべきであり、定期的に気管支鏡やCTによる評価を実施してもらう必要がある。

次に胸郭（肺容量）について考える。筋緊張の異常や体動がコントロールできないことにより、側弯や胸郭変形をきたすものも多く、胸郭の均一な拡張が得られなくなり、結果として肺の拡張も不均一になりやすい。徒手による呼吸介助や咳嗽介助は胸郭の弾性を利用するため、胸郭コンプライアンスの低下した部位では効果が乏しいことがあるため、体位ドレナージを用いて排痰を促していくことが多い。そのため拘縮や変形によってドレナージに必要な姿勢が取れなくなることを避けるため、日頃から呼吸を意識した理学療法を提供することが必要となる。

神経筋疾患 代表的な疾患として筋ジストロフィーと脊髄性筋萎縮症（Spinal muscular atrophy：SMA）がある。

筋ジストロフィーは骨格筋の壊死・再生を主病変とする遺伝性筋疾患である。四肢、体幹の筋萎縮や脂肪・線維化が生じて筋力低下を認める。SMAは脊髄と脳幹の運動ニューロンが進行性に変性脱落し筋力低下を呈する疾患である[3]。これらの疾患における呼吸器系の特徴は、筋力低下によって成長と共に生じる側弯などにより胸郭や脊柱の変形が進行すると、十分な胸郭拡張が行われないために胸郭コンプライアンスや肺コンプライアンスは低下する。また、筋力低下によって1回換気量が低下し、有効的な咳嗽が行えなくなる。

神経筋疾患の呼吸筋力低下に対しては呼吸理学療法の効果が示されている。特に咳嗽力低下に対しては、機械を用いた咳介助（Mechanical insufflation-exsufflation：MI-E）を用いることがガイドライン[4,5]でも推奨されている。

上記に挙げた疾患の特徴をいくつか列挙したが、必ずしも上記の内容が当てはまるわけではない。どのような時も適切な評価のもと、呼吸理学療法の手技選択を行う必要がある。筆者もよく経験することであるが、同じ病態に対して同じ手技を選択しても望んだ効果が得られないことがある。的確な評価のもと、病期を理解し、呼吸理学療法を導入するタイミングを考え、患者個人の個々の特性を介入する時に見つけだすことが重要になってくる。

まとめ

当院では筆者が理学療法士になるよりも十数年前から小児の呼吸理学療法を実施してきている。今回記載した内容の多くが諸先輩方の功績である。しかし、筆者にも大きな責任があるが、この領域は十分なエビデンスが構築されているとは言いづらい。個別性を尊重しながらも、良質なエビデンスを構築していくことが、小児に対する呼吸理学療法の発展につながると思われる。

本稿が、読者が今後行う呼吸理学療法の一助になることを期待する。

引用文献
1) 上田康久：〔徹底ガイド　小児の呼吸管理Q＆A〕色々な小児疾患での呼吸管理　慢性肺障害合併患者の呼吸管理，救急・集中治療，22：487-492，2010.
2) 小池朋孝，上田康久：小児の呼吸理学療法，こどもケア，4：49-54，2009
3) 伊藤利之（監）：こどものリハビリテーション医学　発達支援と療育．医学書院，2017.
4) 日本神経学会，日本小児神経学会，国立精神・神経医療研究センター（監）：デュシャンヌ型筋ジストロフィー診療ガイドライン2014．南光堂，2014
5) Strickland, SL, et al.AARC clinical practice guideline: effectiveness of nonpharmacologic airway clearance therapies in hospitalized patients. Respir Care58(12),2187-93, 2013.

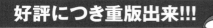

好評につき重版出来!!!

1人のときでも助けられる!

5分以内で助けよう！
誤嚥＋窒息時のアプローチ

編著 井上登太 みえ呼吸嚥下リハビリクリニック 院長・医師

かきだす！
押しだす！
吸いだす！

〈特別付録〉
緊急対応フローチャート

呼吸器内科医がやさしくレクチャー！

「いざという時、慌てず、落ち着いて」
行動するために今理解しておくべき
知識や練習方法、実践方法を一冊に
まとめました。

■あらゆる手技を
イラストで解説！

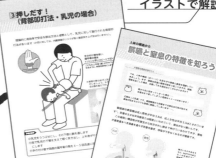

■誤嚥と窒息の
違いとは？

みどりの町の
クマ先生

新人ナース
ひよこちゃん

かわいく
たのしく
わかりやすい！

本体価格 **1,980円**＋税

「5分以内で助けよう！誤嚥窒息時のアプローチ」
A5判144ページ　ISBN 978-4-905241-99-7

(I) 誤嚥、窒息時の対処法の必要性
まずは医療の安全から
ハインリッヒの法則
もし、重大な事故が起こってしまったら
（コラム）はじめての訴訟　後悔と決意

(II) 誤嚥と窒息を理解するポイント
誤嚥窒息はこうして起こる！
誤嚥性肺炎について
　誤嚥性肺炎リスク評価表（ケアスタッフ向け）
　誤嚥性肺炎リスク評価表（医療スタッフ向け）
窒息事故を疫学的に見ると
食材から窒息の原因を想像してみる
誤嚥は2タイプ
（コラム）「誰が悪いのか」には意味がない

(III) 多量誤嚥・窒息の病態の理解
人体の構造から誤嚥と窒息の特徴を知ろう

喉から肺門まで見てみよう（咽喉）
気道の構造による誤嚥、窒息時の特徴（上部）
細気管支～肺胞に詰まってしまうと……？
さらにズームアップすると
咳と呼気について
姿勢による変化
窒息により起こる身体変化を知ろう
経口摂取は窒息につながる？
（コラム）「口」で食べることの大切さ

(IV) 胸部へのアプローチの基本
胸部へのアプローチはこれが基本！
呼吸介助における7つの基本
自己上胸部圧迫法（ハフィング）
6つの介助方法
　①座位下部胸郭呼吸介助法
　②臥位下部胸郭呼吸介助法
　③臥位上部胸郭呼吸介助法

　④側臥位呼吸介助変法
　⑤座位咳介助法
　⑥側臥位咳介助法

(V) 誤嚥・窒息時の対処法
基本的な排出方法を知ろう
　①かきだす！（自己施行型）
　かきだす！（受療型）
　②吸いだす！（掃除機の使用について）
　③押しだす！（背部叩打法・乳児の場合）
　押しだす！（背部叩打法・大人の場合）
　食事介助時の背部叩打法
　腹臥位胸部圧迫法
　背叩き法
　ハイムリック法（腹部突き上げ法）
　自分を助けるためのハイムリック法
　用手的ハイムリック法
　ハイムリック法の問題点

胸部圧迫法
座位軸捻法
臥位軸捻法
臥位上胸部圧迫法
手技の有効性を高める5つのコツ
施療有効性を改善する事前事後処理

(VI) シミュレーション
どうして食事前に体操をするの？
食事前の臥位体操
食事前の座位体操
食事介助の方法について
緊急対応
大人の救命処置
小児・乳児のBLSアルゴリズム　一次救命処置
小児・乳児への心肺蘇生法

(VII) 伝えたいこと―私たちが行うべきこと

お申し込み・お問合わせは弊社ウェブサイト（http://www.gene-books.jp/）まで

株式会社gene　〒461-0004　愛知県名古屋市東区葵1丁目26-12　IKKO新栄ビル 6階
TEL：052-325-6611（出版）　FAX：050-3852-1905　e-mail：publisher@gene-llc.jp

連載 こどもの伸びる力を信じる
食事支援 〜全3回〜

第1回 私たちは何のためにこどもの食事を支えるのか

社会福祉法人 小羊学園 つばさ静岡
医務部長　医師
浅野 一恵

はじめに

若きセラピストへ

あなたは「これまで障害児に対して漫然と行われてきた受動的な機能訓練は、効果が認められなかった」というシステマティックレビューが2013年に発表された[1]のを知っているだろうか？　世界中の医師やセラピストが衝撃を受け、障害児に対するセラピーを根本から見つめなおす必要性に迫られている。

そんななか、私は重症児施設のいち小児科医として、目の前のこどもたち、親御さん、介護者にこれまで教えてもらったことを伝えたいと思う。「目の前のこどもにとっての答え」にたどり着くためには、こどものそばにいるすべての支援者が知恵を絞り合い、迷い、試行錯誤しなければならないことを学んだ。そしてその過程を経ることによってのみ、そのこどもを取り囲む皆が「納得し、満足できる地点」にたどり着けることを知った。今回のこの連載では、食事支援をきっかけにして、見つけることができたこどもたちと家族の笑顔を伝えていきたい[2]。

たった今からできる最も大切なこと

若いセラピストが今すぐできることは何だろう。それは目の前のこどもがその一口を苦痛なく楽しく食べられることを願うこと。これは今すぐにできることであり、こどもや家族は、そのことを一緒に願ってくれる存在を何よりも待ち望んでいるのだ。

楽しむことのできる一口からすべては始まる。苦しみながら頑張るだけの一口からは、じつは何も始まらない。

私たちが手をつなぎ合い、こどもと家族と共に喜び合える存在になれることを願う。

こどもの食事を知る

こどもにとっての食事の意義

そこには食事を目の前にして、目をキラキラと輝かせ期待に満ちたこどもがいる。たとえ拒食がある子であっても、家族や友達が楽しそうに食事をする様子をチラッと見ており、心の中に挑戦したい気持ちを持っている。この子たちは成長していく存在であり、食事を楽しむ権利を持っている。それを実現できるのかは、じつは私たちのかかわり方にかかっているのだ。

そもそもこの子にとって、食事はどんな意味を持つのだろう。そしてわが子を優しいまなざしで見つめる家族にとって、この子の食事はど

んな意味を持つのだろう。

　図1のように障害のあるこどもの食事は、こども、家族、医療者にとってそれぞれ多様な意義を持ち、毎日の生活や人生に深くかかわっている。

こどもの食事を守る方法を知る

　これまで医療は誤嚥性肺炎のリスクをかかげ、あまりにも簡単にこどもの食事を諦めてきてしまった。しかし高齢者の領域では誤嚥性肺炎は経口摂取を中止するだけでは防げないことがわかってきた。禁食によって廃用症候群や口腔不衛生が助長され、かえって誤嚥性肺炎のリスクがあがるという報告[3]もあり、高齢者の領域では食べ続けながらいかに誤嚥と対峙していくかが医療者に問われる時代となった。

　誤嚥性肺炎を防ぐためには、原因となりうる侵襲をできるだけ減らすだけでなく、抵抗力を上げなければならない。その方法は口腔環境の改善（口腔ケア）、唾液誤嚥の軽減（姿勢管理）、胃食道逆流症の軽減（薬剤や姿勢）、筋力低下をきたす薬剤の変更や減量、防御力の向上（呼吸リハ、腸内環境改善）、栄養状態の改善（献立の工夫）、口腔嚥下機能の向上（食形態の工夫等）など多岐にわたり、多職種（小児科医、歯科医、ST、OT、PT、栄養士、介護士、教員、看護師等）の支援があってこそ初めて成り立つのだ。そして何よりも毎日の楽しみや挑戦があることによって、こどもたちは生きようとする。本人が望む限り、その楽しみな一口を守るため、多職種で連携できることが理想である。

こどもたちの事情を知る

　障害のあるこどもたちは、感覚の障害（視力・聴覚障害）、構造上の不利（口蓋や歯列異常、咽頭浮腫や喉頭軟化）、筋力低下や麻痺による咀嚼・嚥下筋のパワー/速度/技巧の不足、過去の不快記憶、全身状態（呼吸や消化機能の問

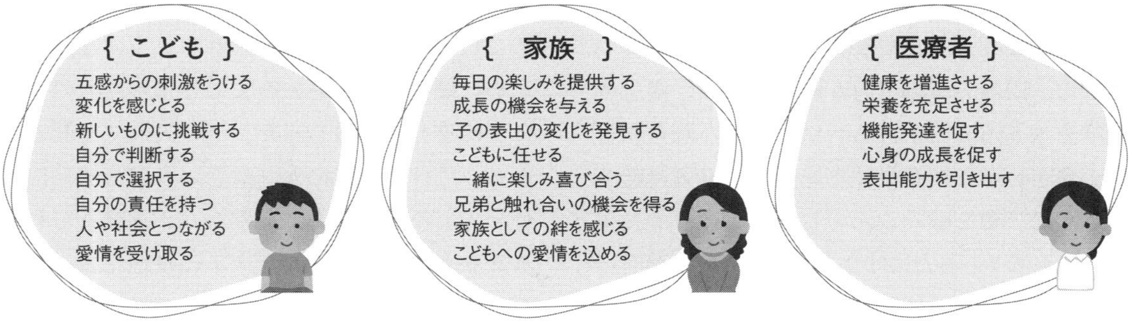

図1　食事の意義

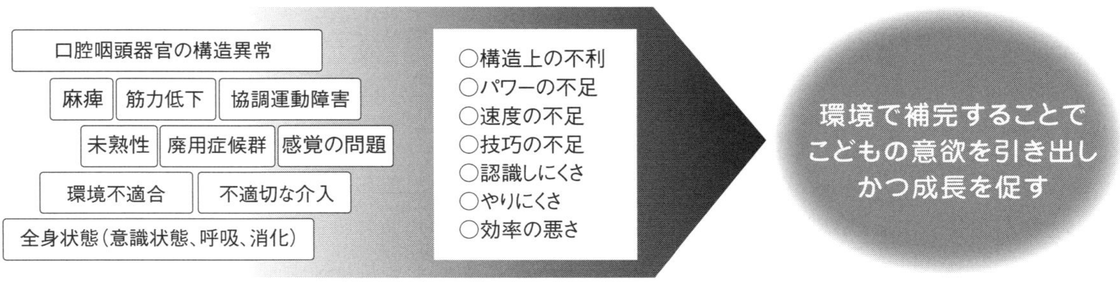

図2　こどもが食べにくい事情とその対応方法

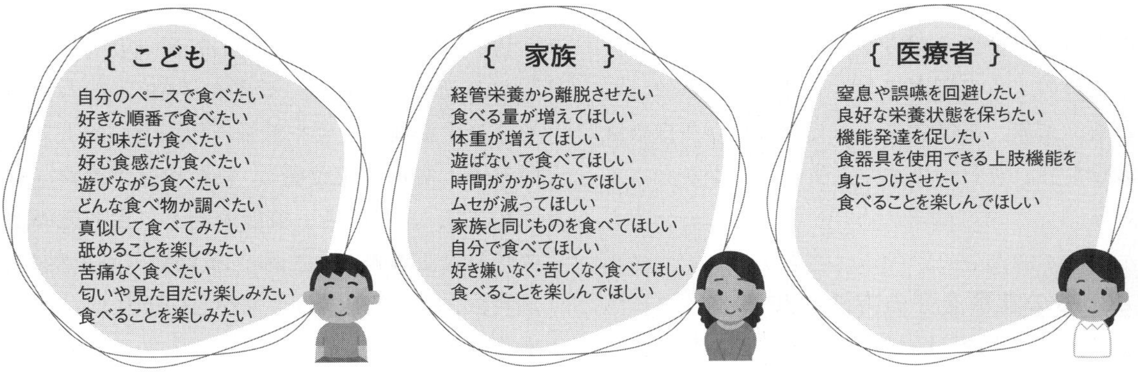

{ こども }
自分のペースで食べたい
好きな順番で食べたい
好む味だけ食べたい
好む食感だけ食べたい
遊びながら食べたい
どんな食べ物か調べたい
真似して食べてみたい
舐めることを楽しみたい
苦痛なく食べたい
匂いや見た目だけ楽しみたい
食べることを楽しみたい

{ 家族 }
経管栄養から離脱させたい
食べる量が増えてほしい
体重が増えてほしい
遊ばないで食べてほしい
時間がかからないでほしい
ムセが減ってほしい
家族と同じものを食べてほしい
自分で食べてほしい
好き嫌いなく・苦しくなく食べてほしい
食べることを楽しんでほしい

{ 医療者 }
窒息や誤嚥を回避したい
良好な栄養状態を保ちたい
機能発達を促したい
食器具を使用できる上肢機能を身につけさせたい
食べることを楽しんでほしい

図3 それぞれにとっての食事に繋がるニーズ

題)、環境不適合によるやりにくさ、効率の悪さなど、数々の事情を抱えているために食事を楽しめないでいる（図2）。

たとえば、てんかん発作後にボーっとしている状態や、視覚障害で食物がしっかり把握できない状況で、いきなり口に食物が入ってきたら、自らの口腔運動を適切に用いることができない。歯並びが悪く高口蓋があるために、取り込みや押しつぶしができない。咽頭構造が小さく、喉が炎症や酸の逆流で腫れているため、痛かったり、食片が引っかかったり、嘔吐反射が誘発されてしまう。麻痺や筋力低下の影響で押しつぶし力、咀嚼力、嚥下力が弱いために、窒息や誤嚥を生じることがある。口を閉じながら顎を動かすといった複雑な技巧を要する協調運動ができずに、頬を噛みこんでしまい、痛くて食べ続けられない。過去に吐き続けたり、食片が引っかかり苦しかった経験は、喉に物が通過すること自体が恐怖でしかない。さらには誤った介助や不適切な環境を提供され、ますますやりにくくなることもしばしばあるのだ。

食事に関するこどもと家族のニーズを知る

食事に対するこどもと家族のニーズは、実は君たちが想像している以上にたくさんある（図3）。

慎重派タイプの子と野心家タイプの子のニーズは違うし、親の価値観や家族構成によっても家族のニーズは異なる。本人のニーズと親のニーズが違う時も往々にしてあり、双方の折り合いをつけて「共通のニーズ」を探し出すことが私たちの重要な仕事となる。なぜならこどもの食事は支えてくれる人がいて初めて成り立つのであり、「成長」という過程は新しいことを受け入れていくことの繰り返しであるからだ。

たとえば、こどもはできれば同じものを食べていたいという習性がある。一方、家族はわが子にいろんなものを食べられるようになってほしいと願う。こどもに今までと違ったものにどう興味を持ってもらうか、受け入れてくれる幅をどう広げていくのか。新しい食感や味、口の使い方、手の使い方にどうやって挑戦してもらうかを考えるのがセラピストの役割だ。

図3のニーズを叶えるために必要な条件は「こどもが食事を好きになること」である。そして食事を好きになってもらうためには、食事が苦しくなく楽しいものでなければならない。機能獲得という面においても、食事が好きで安心できるものであるからこそ、促すことができるのだ。だから私たちは迷うことなく、こどもと家族と共通の目標「苦しくなく楽しく食事すること」をとにかく目指そうではないか。

毎日の食事が苦しかったり大変だったりすると、こどもも親も本当のニーズにたどり着けていない場合もある。食事を毎日無理なく継続できるよう、負担をなくし、苦しみを取り去ることをまず達成してあげることで、その先の本当のニーズにたどり着けることもあるのだ。栄養がしっかり摂れる手抜きレシピや簡単に作れる加工法などを教えてあげることが、大きな力になるかもしれない。

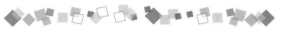

こどもの食べる力を評価する

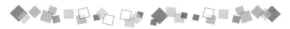

評価の前に……こどもとの出会い方

こどもとセラピストの関係性は、はじめの出会い方で決まるといっても過言ではない。セラピーの場であったとしても、それが人と人との出会いだということに変わりはないのだから、はじめの瞬間を大切にしてほしい。こどもは権威や知識を振りかざしても従うことはなく、目の前の人の本質を受け取る。自分のことを理解しようとしてくれる人、自分の挑戦心を満たそうとしてくれる人、失敗したとき助けてくれ、咎めずおおらかに笑ってくれる人に心を開く。

不用意にそばに近づきすぎたり、触ったりしないで、同じ目線かそれより下にかがんでみよう。こちらからの問いかけは少なめにして、こどもから何を伝えてくれるかを待とう。そしてこどもが発してくれた言葉や動きを大切に受け取ろう。こどもの表出をしっかり受け止めてから、静かな落ち着いた声でゆっくり語ろう。こどもにもれっきとした尊厳があるのだ。

食べることはとてもデリケートで、食べることが得意でないと感じている子は、食べる場面を人に見られることが苦痛だ。食べ方をいきなり批評され、ましてやいきなり口周りを触られようものなら、この人の前では二度と食べまいと決意するか、数口いつもと違う食べ方をしておしまいにしようと心に決めてしまう。そんな出会いにしないために、本当のこどもの姿を知るために、離れたところから食事を見せてもらおう。

評価の視点

これまで障害児の摂食評価は口腔・嚥下といった運動機能に重きを置かれてきたが、それでこどもの食事の全体像を評価できるわけではないことに留意すべきである。

こどもの食事を評価する場合、こどもの「食べる力」と「食べる環境」の両方の視点をもって評価する必要がある。食べる力が強くても、環境が合っていないせいで食べられないこともあるし、食べる力が弱くても本人に合った適切な環境が整えば食べられることがあるからだ。

[視点①　食べる力]

「食べる力」とは、単に口腔・嚥下機能だけにとどまらないと小山らは述べており、要介護高齢者のための包括的多面的な評価法「KTバランスチャート」を開発[4]し、本人の強みも含めた評価方法を提唱している。こどもにおいても、食べる機能の原動力となる「意欲」と「感じとって対応する力」を評価することを忘れてはならない。

i 意欲

こどもの食べる「意欲」は食べる力を支える最も大切な要素である。なぜなら捕食、取り込み、食塊形成、送り込みといった口腔運動、（そして嚥下の一部も）はすべて随意的な運動であり、こどもがやる気にな

らない限り、遂行することはできないからである。

意欲に問題がある（拒否がある）場合の原因のほとんどは、それ以前に（あるいは現在も）食事が不快だった経験がある。不快の理由は咽頭痛、腹痛などの痛み、嘔気や嘔吐、誤嚥や窒息の苦しさなどで、これらの苦痛を軽減する環境をこちらが用意しなければ、拒否が軽減することはない（残念ながら、減感作療法だけでは解決しない）。食事は美味しく楽しいのだと、どうしたら学びなおしてもらえるかを考えることが必要となる。

また「自分で食べる」という自覚を持てているか、食べさせられているのでなく、あくまでも自分から食べようとしているのかが、非常に重要なポイントになる。自食できる可能性のある子はもちろんのこと、介助で食べる子においても、「自分が食べるんだ」という自覚を持つことが非常に重要である。

ⅱ 感じ取って対応する力

こどもたちは、さまざまな食事の性質（味、温度、かたさ、大きさ、粘度、粒度感等）を感じ取り、過去の記憶と照合して自らの機能を駆使して対応している。口腔嚥下機能が不十分であったとしても、彼らなりに口の使い方や姿勢を調整して、食物を効率的に安全に処理しようとし、本当に危険だと思った時は口を閉ざしたり、口から出したり、いつまでも飲み込もうとしなかったりする。

食事中の周りの環境もしっかり感じ取り、判断材料にしている。温かい見守り、和やかな雰囲気、期待感などを敏感に感じ取って、食事に向かう原動力に変えていく。彼らのこうした感じ取り対応する力（図4）に訴えかけて、過去に不快だった食事を快に変え、彼らなりのやり方を習得してもらうこと、これが最も有効な方法である。

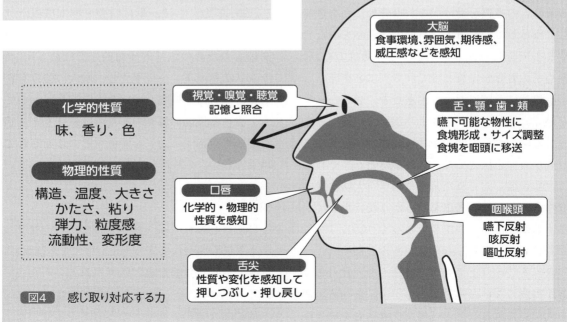

図4　感じ取り対応する力

[視点② 食べる環境]

食べる力を評価するときに、もう１つの重要な側面である「食べる環境」の評価を同時に行うことが不可欠だ。食べる力の評価だけでは、往々にしてこどもの病態のせいにして終わり、具体的な対応に結びついていかないことが多い。「嚥下機能が低下しているから」「送り込み能力が不十分だから」と、そこで終わってしまうのではなく、なぜ送り込みがうまくいかないのかを環境の視点から見直してみよう。

評価する環境は全身状態、意識状態、食形態、姿勢、摂食状況、器具、活動レベル等（**表１**）である。

実際の評価の仕方

実際の食事場面を観察することだけで、実に多くの評価が可能となる。食事をするこどもの様子をはじめから最後までじっくり観察してみよう。

観察するポイントは自発性、食事のテンポ、食物の認識の仕方、口腔運動のバリエーション、移送のスムーズさ、嚥下のスムーズさ、姿勢の耐久性等々（**表2**）である。これらの項目を評価する際「食べる力」と「食べる環境」両面の視点から観察し、「なぜなのか」の理由を探ろう。

評価する際、できないことばかりに目を向けない。できていること、頑張っていること、代償していることに目を向けよう。たとえば食物の違いをしっかり判別し、口の動きを変えていることや、姿勢を自分で調整することで送り込みを助けていること、飲み込めるかたさになる

表1 「食べる環境」の評価項目

☐ **全身状態**（意識、呼吸状態、消化機能）
☐ **摂食状況**（自食、一部介助、自食の兆し、全介助）
☐ **食事環境**（空間、照度、音、人）
☐ **食形態と食事摂取方法**
☐ **水分形態と水分摂取方法**
☐ **食事姿勢**
☐ **食器具と食事動作**
☐ **介助方法**（介入の度合い、ペース、一口大）
☐ **活動**（量、レベル、本人の満足度）

表2 摂食状況評価法　例（つばさ静岡で使用している評価）

食事に対する意欲	①いつも意欲的に開口	②時に拒否あり	③いつも拒否あり
食事にかかる時間	①たいてい 40 分以内	②時に 40 分以上	③いつも 40 分以上
食事中の姿勢	①食事中安定している	②食事中何度か直す	③食事中崩れている
食事の認識と対応	①違いを認識し対応する	②時に違いを認識し対応する	③違いを認識せずいつも同じ対応である
食塊の口腔処理方法	①咀嚼している	②押しつぶしている	③丸飲みしている
食塊の送り込み	①スムーズに送り込む	②しばらく食塊が残る	③いつまでも残っている
嚥下	①飲み込むとき特に問題を感じない	②時に飲み込みにくそうにすることがある	③いつも飲み込みにくそうにしている
むせ	①むせがほとんどみられない	②時にむせることがある	③食事中いつもむせる
喘鳴	①ほとんどゼロゼロすることはない	②時にゼロゼロする	③いつもゼロゼロする
食後の咳・痰	①咳・痰はほとんどない	②ときにみられる	③いつもみられる
発熱の頻度	①半年に 1 回以下	② 3 ヵ月に1 回以上	③ 1 ヵ月に 1 回以上
体重の変動	①目標体重を維持	②半年で 5% 以上の減少あり	③半年で 10% 以上の減少あり

まで噛み続けているなど、そういったこどもたちの健気な努力を見逃さないでほしい。

食事中の評価を定期的に行うほか、体重の増減、原因不明の発熱はないか、呼吸状態や栄養状態に問題ないかなどを経時的に評価することで、食事が順調にいっているのかがわかる。継時的な評価で問題がある場合は、主治医に相談したり、本人にあった環境（食形態の変更、栄養指導、腹臥位マット作成、食事用座位保持椅子作成）を多職種で提供したりして、早急に対応していく。

評価から仮説を立てる

観察に基づき評価をする場合、できるかできないかの判断や、病名や症状名に当てはめることが重要なのではない。その現象が起こる理由を考え、「対策を立てるための仮説」を立てるための評価である。

口を閉ざしたとき、緊張が入るとき、吐き出したとき、口の中に残るとき、なかなか飲み込まない時、むせたとき、それはなぜなのかと考えることが必要で、機能のせいだけにしてはいけない。その理由をできるだけたくさん考えることができたら、対応策はおのずと見えてくる。みなさんはいくつ理由を思いつくことができるだろうか。

たとえば丸呑みで食べるこどもの場合、次のような理由も考えうる。

○食事がゆるすぎて噛む必要がない
○呼吸が苦しいから早く呑み込みたい
○舌が大きすぎて動かせるスペースがない
○ばらけないようにあえて丸呑みしている
○歯や舌にあたる感覚が嫌だ
○どんなかたさのものでも飲み込める嚥下機能を獲得した　など。

次に丸呑みをしていることで、そのこどもにどのような影響を及ぼすかを考える。起こりうる影響は許容できることなのか、許容できないのか、許容できないのはなぜか、それでは何を変えるべきなのか、いますぐなのか、待っていいのか等を、あくまでもこどもの視点に立って考える。

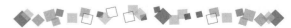

その子に合った食事の楽しみ方を選ぶ

どこで食事を味わうか

そのこどもの嚥下の状況で、どこで食事を楽しむかは変わってくる。それを判断するのに唾液嚥下の状況は大きな決め手になる。

どの姿勢でも唾液嚥下が良好であれば、基本的には経口摂取の練習は積極的に進めることができる。ある一定の姿勢で唾液嚥下が可能で、口腔内吸引が日に数回であれば、特定の条件（姿勢や食形態）で経口摂取の練習をはじめられる可能性がある。どの姿勢でも唾液嚥下が困難で口腔内吸引が頻回の場合は、嚥下力低下が疑われ、口以外の経路からの楽しみ方を探る（経鼻チューブの刺激や胃食道逆流症の影響の可能性もあるので、ネラトン法や半固形剤注入を試みて、唾液嚥下が改善するか試してみることも重要である）。

食事の楽しみ方の選択肢

評価後、そのこどもにあった食事の楽しみ方をその都度設定していくことが大切だ。

どの段階の楽しみ方ができるかを、こども、家族と一緒に考えてみよう（表3）。

唾液を飲みこむことが難しいこどもに対して

は、経管栄養での注入時間が楽しくなる方法を探してあげる。注入時間の苦痛が軽減することで、安心感や人への信頼が生まれる。家族と同じ食事を胃から注入し、視覚・聴覚・臭覚も楽しめる方法（胃ろう食）を提案してあげることもできる。注入時間がより豊かになることで、心と体の育ちを促すことができ、次の一口に挑戦するチャンスが生まれる場合もある。

　一口を楽しむことを目標にした場合は、あくまでも本人が苦痛なく楽しめる環境を考える。一口食べた後すぐに誤嚥したものをすべて吸引しきって終了となる味見は、本当に本人にとって楽しみとなるだろうか？

　姿勢、食形態、排痰姿勢などを工夫することで、最後に吸引で終わらないで済む方法を探すことが、この目標を設定した場合の私たちの大きな役目だ。

　喉を通過することにどうしても抵抗がある子に対しては、舐めるという楽しみ方を提案することもできる。できるだけたくさん好きな味を覚え、時には噛んだりしゃぶったりして、いつか喉を通過しても大丈夫な日を待つ。

　好きな形態や味の食事だけ食べられる子は、姿勢や形態、食器具、介助方法を変えることによって、快適にたくさん食べることができないかを検討していく。自食を獲得することが、解決への早道であることはしばしば経験することである。食事を掬ってあげた匙を自分で口に運べるようになるだけでも、こどもが自信をもつための大きな一歩となるのだ。

　全量食べられる子には、自分で食べられるようになることを目指し、できるだけ家族の食事に近いものを食べられることを目標に、スモールステップでステップアップしていく。

　目標が達成できた時、次のステップへの挑戦をいつするのか、見極めていくのも私たちの大

表3　食事の楽しみ方の選択肢
○食卓の温かい雰囲気を視覚・聴覚・臭覚・触覚を通じて味わう ○胃から家族と同じものを一緒に食べる ○本人が好むものを舐める ○本人が好むものを一口味見する ○本人が好むものを好む量だけ食べる ○成長に必要な量をすべて口から食べる

切な仕事となる。たとえば、拒食の子が自分から食べだすようになった途端、1週間で普通食を必要量ペロリと食べられるようになる子もいるのだ。漫然と同じことだけを目標に掲げて、こどもの成長を制限してはならない。

　かといって高すぎる目標を頑張らせすぎて、本人が苦しくては意味がない。あくまでも食事はその子のモノであるという原点に立ち返る。常にいつも次の挑戦を頭に描きつつ、目の前のこどもの反応を毎回確かめていくことが大切だ。

…………

　次回からはこどもの力を引き出す具体的な環境支援の方法について記していきたい。

[今後の予定]
| 第2回 | 食事内容
| 第3回 | 姿勢と介助方法

＊この連載で対象としている「こどもたち」とは、小児期に障害をもち、何らかの支援を受けながら食事する小児および成人の方を含めて呼称させていただいています。

引用文献
1) 1A Systematic Review of Interventions for Children With Cerebral Palsy: State of the Evidence Novak, I., McIntyre, S., et al. (2013). Developmental Medicine & Child Neurology, 55(10), 885-910.
2) 田角勝ら監修.DVD教材 障がい児の食事支援 子どもの伸びる力を信じる.アローウィン.2015
3) Tamami K et al, Multidisciplinary comprehensive care for early recommencement of oral intake in older adult with severe pneumonia. J Gerontological Nursing.Vol.42.No10,p21-29,2016
4) Maeda K et al. Reliability and validity of a simplified comprehensive assessment tool for feeding support:Kuchi-Kara Taberu Index. J Am Geriatrics Society.DOI:10.1111/jgs.14508.2016

[連載]
他職種からみた
セラピスト

保育現場の発達支援

第1回

~保育士の立場から~

岡崎市総合子育て支援センター　所長
保育士　幼稚園教諭
臨床発達心理士

林　尚子

岡崎市総合子育て支援センターの役割

　地域社会の紐帯や家族の絆の衰退に伴い、育児をめぐる困難が広がる中で、子育て支援の必要性は高まっており、その取り組みは保育・地域福祉・まちづくり等の分野で広がっている。800本のソメイヨシノで有名な岡崎公園の麓に位置する総合子育て支援センターでは、児童福祉法第6条の3第6項に基づく「地域子育て支援拠点事業」において、子育て支援拠点施設を、総合子育て支援センターはじめ、保育園併設の地区子育て支援センター5ヵ所、地域交流センター等で実施しているつどいの広場5ヵ所の計11ヵ所で展開している。その核となるのが総合子育て支援センターである。

　当センターでは、子ども・子育て支援法で定められた「利用者支援事業」を実施している。利用者支援事業は「子ども及びその保護者が、確実に子ども・子育て支援給付を受け、及び地域子ども・子育て支援事業その他の子ども・子育て支援を円滑に利用できるよう、子ども及び

その保護者の身近な場所において、地域の子ども・子育て支援に関する各般の問題につき、子ども又は子どもの保護者からの相談に応じ、必要な情報の提供及び助言を行うとともに、関係機関との連絡調整その他の内閣府令で定める便宜の提供を総合的に行う事業」[1]である。専門の研修を履修した「保育コンシェルジュ」を中心に保育士、心理士で対応している。さらに各子育て支援拠点施設には専門員を配置し、未就園児に対する教育・保育施設や地域の子育て支援等の情報提供を行っている。同時に、保護者から寄せられる子育てに関する多様な相談にも応じられる体制が整っている。

　それらの相談を通して明確になってきたことは"子育ての困難さの背景には子どもの発達の特性がある"ということである。それを踏まえ、総合子育て支援センターでは「発達支援相談事業」を平成24年4月から開始した。"子育て支援"という敷居の低い環境で行う発達支援は、気軽に子育ての困りごとを相談することから始められる非常に意義深いことだと感じている。保護者に、診断や治療を受ける場とは異なり、気軽さを認識してもらうために、子どもだけでなく保護者の気持ちにも十分寄り添った対応を心掛けている。さらに、昨年度開設された「子ども発達センター」と連携し、「岡崎市早期支援システム」の中で保育園、認定こども園への就園相談や就園先の検討、就園後の巡回訪問等の役割を担っている。なかでも就園相談の件数は年々約2割ずつ増加し、平成29年度は300件余りとなった。就園相談は心理士1名、保育士1名で受けている。就園相談では発達状況、家庭環境を確認すると共に、保育園等の集団生活で想定されることを保護者と共有し、就園後の子どもの姿の見通しを持ってもらえるよう異なる専門職で対応している。巡回訪問についても市

内57の保育園、認定こども園を年間2回ずつ実施し、その他にケース検討会は随時実施している。こども発達センターとの連携事業として「にこにこきっず」という就園準備のための親子教室も実施している。「にこにこきっず」は昨年度こども発達センターの開設に伴い、連携事業として開始したものであるが、経緯としては「スワンの会」という親子療育を利用するほどではない或いは、療育の要否を見極めるための場として、あくまでも子育て支援サークルの位置づけで親子教室を10年以上継続してきた前身がある。医療・福祉・教育・保育が別々の制度や管轄下で動いているため連携が難しい小児領域では困難を極めている中で、総合子育て支援センターはハブのような役割も持ち合わせている。

岡崎市の発達を支援する体制について

愛知県岡崎市は、人口約38万人で合計特殊出生率は1.67（2016年12月31日現在）と全国や愛知県平均よりもやや高く推移している。市内の豊かな歴史や文化・教育資源、自然環境等を通じて形成されてきた地域社会という財産を活かし、さまざまな担い手により子どもの育ちや子育て家庭を支援している。最初に近年の岡崎市の子どもたちの発達を支援する中核として昨年度オープンした「子ども発達センター」につい

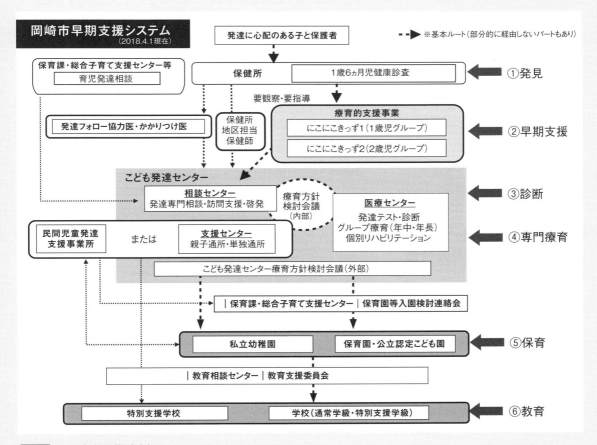

図1　岡崎市早期支援システム

て紹介したい。こども発達センターは『 発達に心配のある子もそうでない子も、ともに生まれ育った地域で自分らしく、生き生きと笑顔で生活できるように、発達支援拠点機能を果たします 』をコンセプトに、

- 親子療育、単独通所療育機能を持つ「発達支援センター」
- 医療機能を持つ「発達医療センター」
- 発達の遅れなどの不安や悩みの整理、情緒面や行動面での困りごとへの対応方法について助言を行う「発達相談センター」

の３つの機能から成っている。

オープン初年度からたくさんの子どもたちとその保護者が利用し、岡崎市の乳幼児期の発達を支える要の役割を早速果たしている。岡崎市にはこども発達センターの他に愛知県三河青い鳥医療療育センターと岡崎市民病院があり、軽度から重度まで発達を支える体制が整っている。また、岡崎市は中核市であるため市内に保健所が設置され、健診事後の連携がしやすいことも早期支援につながっている。

岡崎市の発達を支援するネットワークは図1のとおりである。

岡崎市の保育園の特徴

岡崎市保育課では、54ヵ所の公私立保育園と３ヵ所の公立認定こども園を管轄している。岡崎市の特徴として『公私立保育園は格差なく』をコンセプトに「岡崎市保育園連絡協議会」という組織に全園が属し、職員は共通の研修を受講する機会も豊富に与えられている。また、ほとんどの保育園が、異年齢保育（3歳〜5歳、或いは4歳〜5歳）を実施している。異年齢保育活動を通して子どもたちが相互に教え合い、学び合い、ともに育ちあうことを目的としている。年下の子どもが年上の子どもを「○○のようになりたい」と身近な人を目標にすることで、意欲、好奇心や人と関わるコミュニケーション能力が高められる効果を感じている。

今、保育現場で感じていること

統合保育が推奨される昨今、年々増加する発達に特性のある子どもへの対応は、保育を進めるうえで、保育士の負担となっていることは確かである。しかしほとんどの保育士はそれぞれ試行錯誤を繰り返しながら工夫して集団保育を実施している。数多くの子どもを保育している経験から、漠然と「他の子どもとはちょっと違うぞ」と感じたり、集団生活を継続していくなかで保育士は「ずいぶん落ち着いてきたな」と成長を感じたりしている。「ちょっと違うぞ」の根拠や保育士が対応に苦慮する子どもの言動の背景にあるものを探ったり考えたりする十分な時間をなかなか確保できないでいる。また発達だけでなく近年、増加傾向にある食物アレルギーの対応など日常の保育時間内に子どもたちの言動、保育士自身の対応を振り返る時間的、精神的余裕を持つことは難しい。日々の保育に追われる中で、ＳＴ、ＰＴ、ＯＴなどの個別療育を受けている子どもたちの成長と保護者の変化を目の当たりにすると「何か保育に活かせることはないか？」「保護者と共有できることや、より良い関係を続ける方法はないか？」とセラピストから学びたいという希望は年々高まっている。

発達支援相談事業における心理士の役割

長年、担当課に心理士を要望していたところ、平成24年度から、総合子育て支援センターで発達支援相談事業を開始することに伴い、心理士の配置が叶った。心理士といえども保育園で実際に勤務したことはないため、まずは保育現場を知るために、たとえば園児と一緒に給食を食べ、食材の大きさ、味付け、子どもたちの食べている様子、保育士の介助の仕方等々、実際に保育室で園児と共に何日か過ごすことから始めた。もちろん保育士も専門職としての知識や技能は持ったうえで、保育を進めているのであるから「まず保育現場を知る」という行動は、多くの保育士から受け入れられた。それまでにも関係機関の心理士による巡回訪問の機会はあったが、単発の関わりであり、日々の保育に活かしていくことが難しい場合もあった。しかし、心理士が配属されたことにより、入園検討から継続して子どもの発達を把握している心理士が年間を通して継続的に園に関わっていることも、保育士にとって心強い存在となっている。総合子育て支援センターに所属している心理士は、助言者ではなく、保育士と共に働く同僚である。前述のとおり保育士は、試行錯誤を繰り返しながら工夫して集団保育を実施している。保育士は、保育園や認定こども園に通う子どもたち全ての保育を保障する必要があり、

「発達に特性のある子を集団活動に参加させるためにはどうしたらよいか？」
「クラスの他児への影響はどうか」
「安全確保はできているか」

など、一定人数以上の"集団"を単位として考えて仕事をしなければならない。しかし、"個"をないがしろにすることも当然できず、

「今日の対応は良かったか？」
「より良い対応があるのか？」

と考えるが、"集団"を動かすにあたって"個"、つまり発達に特性のある子の理解や対応の検討、振り返りには、限られた就業時間と人員の中で、十分な時間をなかなか確保できず、保育士の多くは葛藤を抱えている。そこで、"個"をみる専門職が一緒に働くことで、保育士の葛藤や「ちょっと違うぞ」と感じていること、「今日の対応は良かったか？」と不安に感じていること、「より良い対応があるのか？」と模索していることを、言語化したり、根拠を示したりすることができると考えている。その積み重ねが、より良い保育と、保育士の自信につながると考えられる。また、心理士は、"個"にとってより良い環境は何か、具体的には保育園等での集団生活が適当なのか、療育専門機関での小集団での生活が妥当なのかを検討することができている。保育士と心理士が共に協力して仕事をすることで、子ども達にとってより良い保育を提供していきたい。

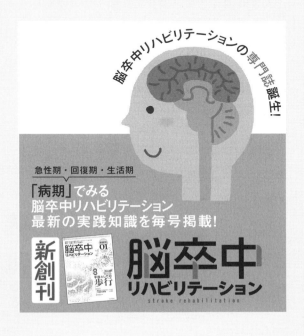

言語聴覚士との関わり

　子どもが言葉を覚え、話し始める時期は個人差があるとはいうものの、保護者は、言葉の発達が概ねの基準から大きく遅れていると発達障害を疑ったり「言語の練習が必要なのではないか」と心配したりする。保育士も言語練習の必要性については、医師の診断や方針によるものであることは認識しているものの、他の子どもとどんどん差がついていってしまう姿を目の当たりにすると、集団保育の経験だけでは言葉の発達について不十分なことがあるのではないかと不安を抱くことがある。

　そこで研修や保育所等訪問支援事業で言語聴覚士と接する機会があると、表出言語だけに捉われるのではなく、「話をするために必要な力」について知ることができる。特に研修で、言語聴覚士から具体的に発音を育てる遊びを教えていただき「シャボン玉」や「にらめっこ」など、日頃から経験している遊びが口の体操になることや、保育の中で言葉を促す働きかけがたくさんあったことに気付く。言葉は言わせるのではなく「自分で言いたい」という気持ちを育むことが大切で、言語訓練を受けることよりも、訓練の内容を保護者、保育の場で共有し、生活の中でいかに活かしていくかが重要であることを教えていただき、子どもたちの生活の中心である保育園と家庭、療育機関、医療機関と連携を図ることの重要性も再確認できる機会となっている。

理学療法士との関わり

　岡崎市の保育園では未歩行の幼児は原則、在園していなかったため、過去には理学療法士との関わりはほとんどなかった。しかし、特に原因はないが歩行の自立が遅れ、歩行が不安定な状況の3歳児を受け入れることになり、保育中の安全を確保するための環境作りや関わりを工夫する必要が出てきた。

　そこで三河青い鳥医療療育センターの施設支援を利用させてもらい、理学療法士から指導を受ける機会を得た。

　元来、保育士には「園児は元気に走り回っている」というイメージがあるので、人間の身体の動きと気持ちの関連性に関心を持ったことなどはなかったが、ご指導の中で、特に基礎疾患等がなくても子どもの「慎重さ」や「繊細さ」から歩くことに慎重になり歩行自立が遅れることもあることや、運動機能は一度に伸びるものではないから「少しずつ……」という説明は、非常に納得できるものであった。現在、二分脊椎で、自立歩行は困難だが何らかの方法で移動が可能な子どもや、ＰＶＬ（脳室周囲白質軟化症）で全体的な発達の遅れがあり個別の支援を要するケースの就園希望が挙がっており、今後、肢体に障がいがある子どもの受け入れも視野に入れ、理学療法士との連携の必要性を再認識している。

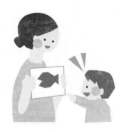
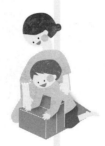
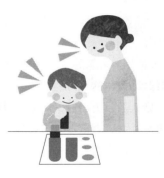

作業療法士との関わり

「気になる子」や「育てにくい子」の対応は、従来の伝統的な保育の見方・考え方では不十分な場合がある。そのため、そのような子ども達の対応をスムーズにするための1つの捉え方として「感覚統合理論」が挙げられるようになった。しかし、この理論は保育士や幼稚園教諭といった資格、免許を取得するためのカリキュラムに含まれないため学ぶことが難しい。そのため、保育の視野を広げて実践していくために感覚統合理論の「学び」の必要性を感じていた時に作業療法士と出会い、当時の在園児の作業療法を見学した。その後、幼稚園の職員全員で作業療法の話を聞き、皆「保育に活かしたい」という熱い気持ちになったことを昨日のことのように思い出す。それからは作業療法士の研修会を何度か実施した。日々の保育の中で、不器用だったり、姿勢の保持が難しかったり、コミュニケーションがとりにくい子どもに対し、ただ繰り返し練習してもうまくいかないことを多く経験してきたが、「うまくいかないこと」の原因がさまざまあることや、その子どもに合った支援策を提供することで成長を促すことを学んだ。特に、感覚の中で触覚・固有受容覚・前庭感覚が身体を作るために重要であることを教えて貰い、保育の中で意識できるようになった。身体ができていくことで日常生活動作やコミュニケーション、手先の器用さにつながることを感じている。さらに「発達が気になる子への生活動作の教え方」（著：鴨下賢一等、中央法規出版）を紹介してもらい、岡崎市の公私立保育園53園で購入した。お子さん1人ひとりにあった練習方法を考えたり、園内研修等で活用している。

保育士として セラピストに望むこと

発達障害に限らず、基礎疾患があり医療的なケアを必要とする子どもや肢体に障がいのある子どもの受け入れなど、保育の需要は年々複雑困難を極めている。保育士だけで対応することは困難で、各種セラピストとの協業（園でともに働く）の必要性を痛切に感じているところである。しかし、多くの保育士は専門性があり子どもたちに対し、確かな思いを持って対応しているにも関わらず、自分たちの立場に自信を持つことができず、保育士自ら他の専門職との縦の関係性を作り出してしまうことを危惧している。保育現場では、あくまでも「保育士がいなければ保育は進められない」という自信と自覚を保育士自身が持つことができないと協業は難しい。セラピストの皆さんには是非、子どもの様子や情報をリアルタイムで共有し、互いの専門性を伝え合い、どちらかが一方的な指導的な立場をとるのではなく、保育士と横の関係を築いていただきたいと思う。

現在、日本の保育現場に言語聴覚士、作業療法士、理学療法士が勤務している実績はおそらく非常に少ないと思うが、子どもがより幸せな園生活を送れるように、保育士とセラピストが同じ場所、同じ時間に子どもと関われる環境が日本でも増えていくことを願っている。

引用文献
1) 平成29年6月2日公布 子ども・子育て支援法第59条第1号

参考文献
○平成29年6月23日公布 児童福祉法
○髙畑脩平，田中佳子，大久保めぐみ，乳幼児期の感覚統合遊び 保育士と作業療法士のコラボレーション．京都．クリエイツかもがわ；2016年7月15日

特別寄稿

虐待防止の
一歩手前から

文字のない絵本を通じた
虐待よぼう推進事業

虐待のリスクは子育てに関わるすべての人にある

NPO法人ケア・センターやわらぎ
社会福祉法人にんじんの会
石川はるえ　　　絵本作家　なるかわしんご

◆「児童虐待予防絵本」の誕生
石川はるえ

①出会いと想い

　若者の創業支援プログラムの1つとして、今から10年前に開始された「東海若手起業塾」※があります。私は当初よりメンターとして9年間関わらせていただき、3年前（2015年度）の起業塾へエントリーしてきた生川さんと出会いました。生川さんは絵本作家として活動しながら「児童虐待防止」に関心をよせて、自ら小さな絵本を制作しています。その絵本を見せて頂いた時、やわらかな色使いと優しいタッチで虐待場面を描いてはいない絵本でしたが、なぜか「嗚呼、子どもが一番しんどくてつらい場面だ」とズンと感じたのを覚えています。

　また、30年前に日本で最初に24時間365日の在宅福祉サービスを実践してきた経緯の中で、

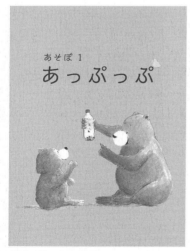

絵本「あそぼ　あっぷっぷ」

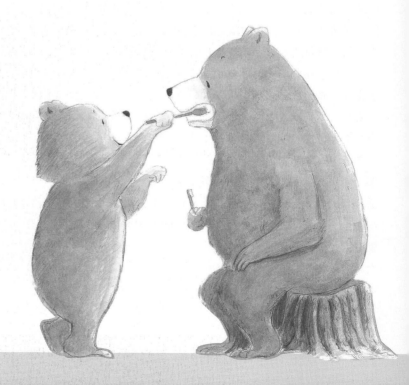

家の中にはさまざまな困難や問題が存在している現実があることを知っていました。

2000年に介護保険制度が創設され、高齢者問題への関心と解決の道筋は万全とはいえないまでも社会化されました。ところが、子どもとその周辺の問題は深刻さを増しているにも関わらず、解決の糸口がなかなか見えない状況であることも実感していた時期だったこともあり、生川さんの人柄と絵本に出会い、これは何とか前に進むことできないかと強く考えました。

※ブラザー工業株式会社が協賛している、社会課題を解決する事業を創出する若手を育てるプログラム

「虐待予防推進事業」の立ち上げ
石川はるえ

1年以上、ああでもないこうでもないとの議論をしながら、『「絵本」というツールを使ってムーブメントを起こす』という合意をし、絵本の構成は全5冊としました。それぞれ1冊ずつのタイトルを付け、くまの親子のキャラクターを主人公にすると決めました。

タイトルに児童をあえて入れなかった理由は、「虐待」は子どもだけでなく、高齢者にも発生しており、一定の社会問題としてようやく位置づけられてきましたが、児童虐待（乳幼児も含む）の領域ではまだそこまで至ってはいません。この推進事業の最終目標は、「社会で子どもを育てる仕組みを創る」です。換言すると、いま生きている大人全員が子どもを育てるということであり、それには多くの人々の賛同を得る必要があります。

人は生まれてから死ぬまで、ケアを受け、ケアを提供していく生物なのだということは自明のこと。多くの方々の参加賛同をお願いします。

この活動について
なるかわしんご

〜生い立ち〜

この活動を始めるに至っては、私の生い立ち・環境が起因しています。私自身、物心ついた頃から20歳前後まで虐待を受けていました。「家庭内で起きる"こと"は外には出してはならない。どうなるか分からないし、誰も助けてくれないから」と子どもながらに感じていました。学校の先生や友人にさえ話すことはありませんでした。事情を知っている叔父だけが、いろんな経営者や学びの場に連れていってくれました。叔父や、そういった大人に父性といいますか、親と綻びた何かを繕ってもらった記憶があります。

大学卒業後、2年ほど「どう生きていくか」彷徨いました。そして、何をするにも意識の片隅には父親の存在があり、ふと「なぜここまで父親を気にするのか」という疑問が湧きました。そこから児童心理や発達関係の書籍を読み始め、「父親も被害者」ということに気づきました。乳児期、幼少期における親の役割や関わりの重要性は言うまでもありませんが、父も僕とは違ったかたちで親との関わりや本来受け取れるべきものを受け取れなかった過去があり、また学童期や大人に発達していく中で、そのリスクを補償してくれる体験や大人が周りに少なかったことも後で分かりました。

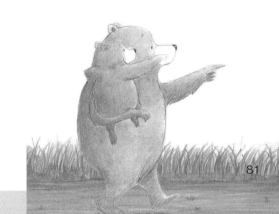

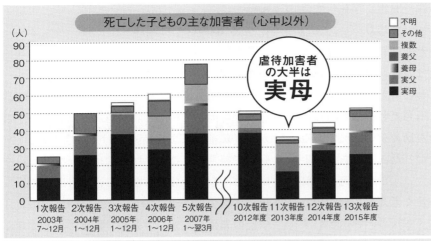

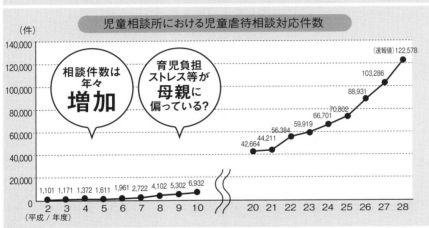

厚生労働省の発表によると2016年度には国内の虐待報告相談件数が12万件を超え、過去最多を記録しました（図1）。

しかしながら、これはあくまでも相談件数であり、虐待の起きている正確な数や、その起きている背景についてしっかりと把握はされていません。このような虐待へのアプローチの難しさが問題を深く根付かせていると考えられます（図2）。

図1 虐待相談報告件数（参考：NPO法人 虐待防止全国ネットワーク）

虐待問題は家庭内で起こることが多く、**「見つけにくい・見つけづらい」** こと、家族の構造的な問題によって生じ、リスクがいくつも重なるほど起きやすく、虐待を受けた当事者は、自己防衛的に否認したり隠すことがあります。

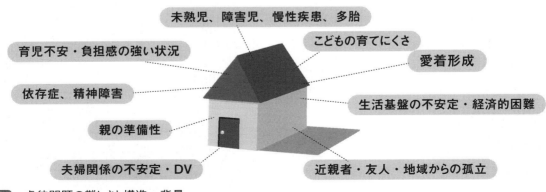

図2 虐待問題の難しさと構造、背景

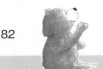

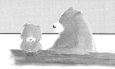

～活動のきっかけ～

　ニュースなどで虐待の相談報告件数や対応件数、また事件などよく取り上げられるようになりましたが、私も父もそういったところには件数として含まれていません。何万件と報道される報告対応件数も氷山の一角だと感じていました。そのような「声なき声をどのようにしてひろうのか」、「自分と同じように声に出せずに、日々耐え忍んでいる子どもたちがどれぐらいいるのだろうか」と考えていく過程で、いま国内で起きている虐待の連鎖や現象の真相を知りたいと思うようになりました。そして学童保育所でスタッフとして働き始めましたが、触れ合う子どもたちに違和感を感じ、他の職員や先生などに聞いていくと、児童の全体の4分の1が発達や行動に遅れや障害が出ていることが分かりました。主観ではありましたが、観察していると先天的なものは少なく、養育背景などの環境による後天的なものである気がしてならなかったのです。それを発達障害や問題行動とレッテルを子どもへ貼るのは自分としては納得がいかず、どうすればこの流れを変えられるのかと「東海若手起業塾」へエントリーしました。

　このプログラムで、石川はるえ氏と出会い、虐待の問題構造やその背景などを徹底的に洗い出しました。その結果、ケースごとでリスクに対する補償因子が異なることが改めてわかり、ケースごとにソリューションが必要だという結論に至りました。

■ 攻めの予防！
　虐待を防止だけでなく、
　予防の働きかけを

　図1からは、直接こどもと関わる時間の多い実母に、育児負担、ストレスが偏っているのがわかります。これらの問題にはできるだけ早い段階で向き合い、育児をする親のストレスやリスクを回避させる・軽減させる仕組みやサービスを創出し、同時にそれらを認知する働きかけが必要です。

> ①**全対象者へリーチする仕組みが必要**
> 　妊娠期からアプローチすることが重要（母親・父親、育児に関わるすべての人が対象）
> 　⇒「虐待のリスクは全家庭にある」
>
> ②**認識の向上と「きっかけ」が増える仕組みづくりと場所の創出**
> 　(1)育児のリスクを軽減させる支援者や環境（コミュニティ）の提案・設置
> 　(2)地域全体で認知・認識をあげる
> 　⇒当事者の「やってみよう、いってみよう」の一歩を促す
> 　(3)サイレントサインやSOSに気づき、問題の早期発見・介入できる地域形態へ
> 　＝いつでも必要な人に、必要な情報・場所・支援者が支援をできる状態に

　育児、生活そのものを豊かに、安心して過ごせる環境が育まれ、それが文化として広がる仕組みづくりや道具を生み出していく必要があると考え、私達は、育児をする親と支援者、支援団体、地域をつなぐため、絵本プロジェクトでは互いに連携を取れる仕組みづくりをしています（図3）。

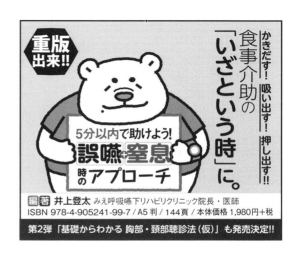

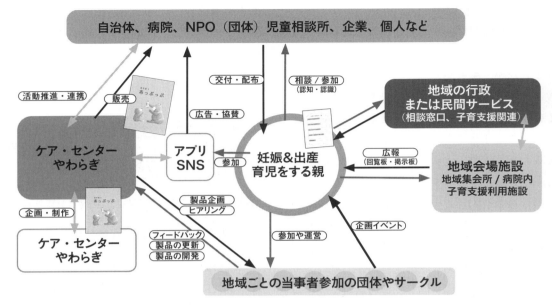

図3　プロジェクトの全体像（働きかけやポジション）

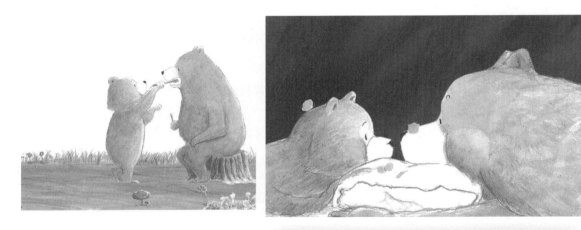

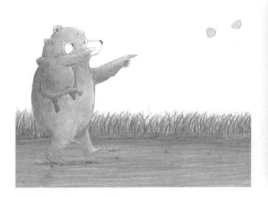

図4　絵本の構成

絵本はクマの親子を描いています。家庭や親子像を限定しないように、それが父親なのか母親なのか、息子なのか娘なのか見た人で変わるような工夫をしています。
本文中では、朝昼夜の日常を、絵で子育ての素晴らしさを表現しています。あえて何か感じ取れるように、ここでは言葉を起こしていません。
虐待予防を目的とし、落ち着いたゆったりとした気分で言葉をイメージしながら読んでもらうためです。

絵本について（構成要素）

読む親御さん（養育者）が負担にならないよう、読み切れるページ数におさえ、遊びを中心として構成。虐待予防推進事業の機能的な箇所として、巻末には「たすけびと覧」を掲載しています（図4、5）。

- 要素① 「朝昼夜の育児のイメージ図」を動物で表現（教育本などの構成ではない）
- 要素② 生活のなかで、あそびやおもちゃを作る「あそびレシピ」を紹介
- 要素③ 地域のネットワーク情報や育児資源の「たすけびと」書き込み欄
⇒社会資源を認知促進「まず知ってもらう」（各自治体などの支援先を知ってもらうきっかけになる欄）
⇒選択肢を増やしていく（子育て資源の間接的な提供）
⇒想い＝重いにならない工夫

冊子について
なるかわしんご

家庭でできる簡単な遊びも掲載されています。これは「遊びや育児に見栄えやお金をかけなくてもいい」というメッセージを込めて構成しています。私が小さい時に保育園で遊んだものや、我が子の反応を見ながら楽しんで制作しました。

たすけびと

市役所など行政の相談窓口
〇〇支援センター
TEL:000-000-0000

NPO・子育て支援団体など
NPO法人 すこやか
TEL:000-000-0000

母乳・セルフケア相談窓口

保育園・一時保育所・預かり施設
〇〇保育園
TEL:000-000-0000

電話相談窓口

◆子育て支援者が地域にいるということを、妊娠期から認識（記載）する。
➡まずは「知っている」状態をつくるきっかけを。

◆地域ごとにサービスや制度が異なるため、記入しやすいよう、行政機関などと連携させたい。
（例：〇〇市、子育て支援機関一覧など）

◆産婦人科や小児科などで記入できる機会を設ける
（例：診察・検診等、受診待ち時間が長い機会に記入を促すなど）

図5 巻末に仕掛け。育児資源の認知促進

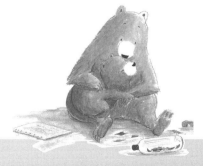

実際の導入例（愛知県蟹江町にて）

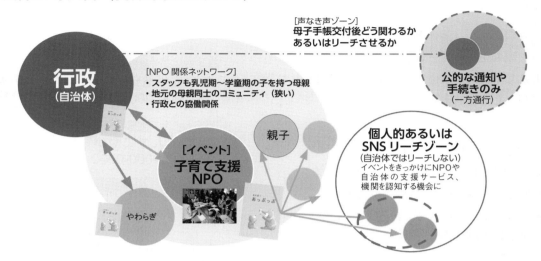

今回の導入例の全体像（イベント➡冊子提供➡周知）
NPOのネットワークからの集客・周知は困らなかったが、継続できるモデルや仕組みが何通りも必要である。

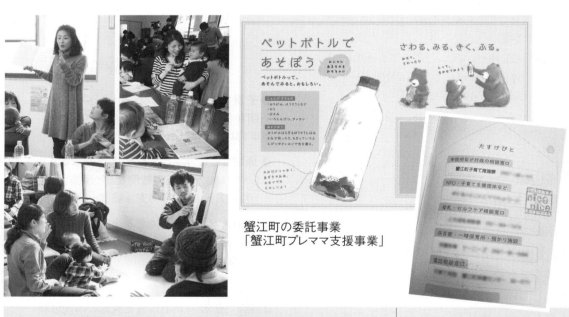

蟹江町の委託事業
「蟹江町プレママ支援事業」

　この推進事業は「児童虐待を未然に防ぐためにはどのような装置（機会・仕組み）が必要なのか」というところに焦点をあて、妊娠期・乳児期の子を持つ親に対して「母子手帳（絵本）で、人や場をつなげるものを一緒に制作・交付し、社会資源とつなげる」という方向で着地し、石川氏といまもなおその延長で制作や活動を含めた協働を行っています。

絵本「あそぼ あっぷっぷ」
絵：なるかわしんご
◆購入先窓口
東京都杉並区成田東5-30-7
TEL 03-5397-8030
ケア・センターやわらぎ阿佐谷

「ピアサポート」
「インタビュー（こどもと共に）」

取材先・アンケート大募集！

小児リハ 編集部

悩みや取り組み、想いをお聞かせください

「小児リハビリテーション」では、取材が可能な障害のあるお子さん、ご家族、セラピストの方を募集しております。子育てやリハ時の悩み、お子さんがリハに取り組む様子など、みなさんのあたたかい想いを聞かせていただければと思っております。
採用された方には心ばかりではございますが、掲載誌を1冊プレゼントいたします。是非ご協力いただけますと幸いです。

◆取材先募集

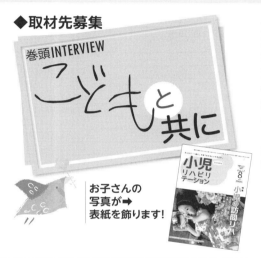

お子さんの写真が➡表紙を飾ります！

「子どものリハの励みにしたい」
「頑張っている姿、自分の想いを多くの人に知ってもらいたい」
「同じ障がいで悩んでいる人、ご家族にエールを送りたい」
「子どもの魅力を伝えたい」「家族の思い出にしたい」
など、障がいのあるお子さん、お子さんを支えるご家族、セラピストの方の想い（夢や悩み、思い入れなど）や、リハの取り組みをご紹介いただき、インタビューにご協力いただける方を募集しております。
（記者が取材をさせていただいた後、内容をご確認いただいたうえ、巻頭記事として掲載いたします。表紙や中面等に使用する写真撮影等がございます。掲載時、個人情報保護のため、本名等はふせさせていただきます）

① 現在リハを受けられている、障害のあるお子さん
　（年齢や性別等は問いません）
② ①の保護者の方、セラピストの方

こちらのコーナーは、ピアサポート®の考え方をもとにご自身の体験を伝え合うことによって、同じ悩みや想いを持つ親御さんにも「1人じゃない」、「他にも同じ想いの人がいる」ことを共感・共有していただきたいとの思いで企画致しました。
以下の①〜④のアンケートにご回答いただき、編集部までメール・FAX等でご連絡いただけますと幸いです。

① 子育てで悩んだこと、悩んでいること
② ①を解決した方法、対応について
③ 「この子に会えてよかった！」と思ったできごと
④ 日常で心に響いたエピソード

【Peer Suport】同じ症状や悩みを持ち、同じような立場にある仲間＝「peer」（ピア）＝がそれぞれの状況で自分の体験や考えを語り合うことで支え合うこと。

◆アンケート募集

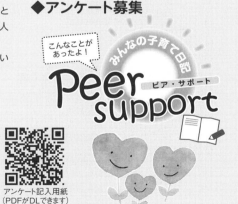

アンケート記入用紙
（PDFがDLできます）

採用特典 採用・掲載された方には、掲載号を1冊進呈いたします！

応募先　氏名、掲載希望コーナー、ご連絡先等を記入の上、下記までご連絡くださいませ
| TEL | 052-325-6611　　| FAX | 050-3852-1905
| Mail | publisher@gene-llc.jp

みんなで「一緒に」子育てをするという考え方。　「小児リハビリテーション」編集部（直江）

 〒461-0004　愛知県名古屋市東区葵1丁目26-12　IKKO新栄ビル 6階
TEL:052-325-4406　　FAX:050-3852-1905　　e-mail:publisher@gene-llc.jp

厚生労働省　平成 29 年度全国児童相談所一覧（平成 29 年 4 月 1 日現在）

児童相談所全国共通ダイヤル「189」http://www.mhlw.go.jp/bunya/koyoukintou/gyakutai/index.html

都道府県 政令指定都市 児童相談所設置市	児童相談所	〒	住所	電話番号
1　北海道	中央児童相談所	064-8564	札幌市中央区円山西町 2-1-1	011-631-0301
	旭川児童相談所	070-0040	旭川市 10 条通 11	0166-23-8195
	稚内分室	097-0002	稚内市潮見 1-11	0162-32-6171
	帯広児童相談所	080-0801	帯広市東 1 条南 1-1-2	0155-22-5100
	釧路児童相談所	085-0805	釧路市桜ヶ岡 1-4-32	0154-92-3717
	函館児童相談所	040-8552	函館市中島町 37-8	0138-54-4152
	北見児童相談所	090-0061	北見市東陵町 36-3	0157-24-3498
	岩見沢児童相談所	068-0828	岩見沢市鳩が丘 1-9-16	0126-22-1119
	室蘭児童相談所	050-0082	室蘭市寿町 1-6-12	0143-44-4152
2　青森	中央児童相談所	038-0003	青森市石江字江渡 5-1	017-781-9744
	弘前児童相談所	036-8356	弘前市下銀町 14-2	0172-36-7474
	八戸児童相談所	039-1101	八戸市大字尻内町字鴨田 7	0178-27-2271
	五所川原児童相談所	037-0046	五所川原市栄町 10	0173-38-1555
	七戸児童相談所	039-2574	上北郡七戸町字蛇坂 55-1	0176-60-8086
	むつ児童相談所	035-0073	むつ市中央 1-1-8	0175-23-5975
3　岩手	福祉総合相談センター	020-0015	盛岡市本町通 3-19-1	019-629-9600
	宮古児童相談所	027-0075	宮古市和見町 9-29	0193-62-4059
	一関児童相談所	021-0027	一関市竹山町 5-28	0191-21-0560
4　宮城	中央児童相談所	981-1217	名取市美田園 2-1-4	022-784-3583
	東部児童相談所	986-0812	石巻市東中里 1-4-32	0225-95-1121
	気仙沼支所	988-0066	気仙沼市東新城 3-3-3	0226-21-1020
	北部児童相談所	989-6161	大崎市古川駅南 2-4-3	0229-22-0030
5　秋田	中央児童相談所	010-1602	秋田市新屋下川原町 1-1	018-862-7311
	北児童相談所	018-5601	大館市十二所字平内新田 237-1	0186-52-3956
	南児童相談所	013-8503	横手市旭川 1-3-46	0182-32-0500
6　山形	福祉相談センター	990-0031	山形市十日町 1-6-6	023-627-1195
	庄内児童相談所	997-0013	鶴岡市道形町 49-6	0235-22-0790
7　福島	中央児童相談所	960-8002	福島市森合町 10-9	024-534-5101
	県中児童相談所	963-8540	郡山市麓山 1-1-1	024-935-0611
	白河相談室	961-0074	白河市字郭内 127	0248-22-5648
	会津児童相談所	965-0003	会津若松市一箕町大字八幡字門田 1-3	0242-23-1400
	南会津相談室	967-0004	南会津町田島字天道沢甲 2542-2	0241-63-0309
	浜児童相談所	970-8033	いわき市自由が丘 38-15	0246-28-3346
	南相馬相談室	975-0031	南相馬市原町区錦町 1-30	0244-26-1135
8　茨城	福祉相談センター	310-0005	水戸市水府町 864-16	029-221-4150
	日立児童分室	317-0072	日立市弁天町 3-4-7	0294-22-0294
	鹿行児童分室	311-1517	鉾田市鉾田 1367-3	0291-33-4119
	土浦児童相談所	300-0812	土浦市下高津 3-14-5	029-821-4595
	筑西児童相談所	308-0841	筑西市二木成 615	0296-24-1614
9　栃木	中央児童相談所	320-0071	宇都宮市野沢町 4-1	028-665-7830
	県南児童相談所	328-0042	栃木市沼和田町 17-22	0282-24-6121
	県北児童相談所	329-2723	那須塩原市南町 7-20	0287-36-1058
10　群馬	中央児童相談所	379-2166	前橋市野中町 360-1	027-261-1000
	北部支所	377-0027	渋川市金井 394	0279-20-1010
	西部児童相談所	370-0829	高崎市高松町 6	027-322-2498
	東部児童相談所	373-0033	太田市西本町 41-34	0276-31-3721
11　埼玉	中央児童相談所	362-0013	上尾市上尾村 1242-1	048-775-4152
	南児童相談所	333-0848	川口市芝下 1-1-56	048-262-4152
	川越児童相談所	350-0838	川越市宮元町 33-1	049-223-4152
	所沢児童相談所	359-0042	所沢市並木 1-9-2	04-2992-4152
	熊谷児童相談所	360-0014	熊谷市箱田 5-12-1	048-521-4152
	越谷児童相談所	343-0033	越谷市恩間 402-1	048-975-4152
	草加支所	340-0035	草加市西町 425-2	048-920-4152
12　千葉	中央児童相談所	263-0016	千葉市稲毛区天台 1-10-3	043-253-4101

		市川児童相談所	272-0026	市川市東大和田 2-8-6	047-370-1077
		柏児童相談所	277-0831	柏市根戸 445-12	04-7131-7175
		銚子児童相談所	288-0813	銚子市台町 2183	0479-23-0076
		東上総児童相談所	297-0029	茂原市高師 3007-6	0475-27-1733
		君津児童相談所	299-1151	君津市中野 4-18-9	0439-55-3100
13	東京	児童相談センター	169-0074	新宿区北新宿 4-6-1	03-5937-2302
		北児童相談所	114-0002	北区王子 6-1-12	03-3913-5421
		品川児童相談所	140-0001	品川区北品川 3-7-21	03-3474-5442
		立川児童相談所	190-0012	立川市曙町 3-10-19	042-523-1321
		江東児童相談所	135-0051	江東区枝川 3-6-9	03-3640-5432
		杉並児童相談所	167-0052	杉並区南荻窪 4-23-6	03-5370-6001
		小平児童相談所	187-0002	小平市花小金井 1-31-24	042-467-3711
		八王子児童相談所	193-0931	八王子市台町 2-7-13	042-624-1141
		足立児童相談所	123-0845	足立区西新井本町 3-8-4	03-3854-1181
		多摩児童相談所	206-0024	多摩市諏訪 2-6	042-372-5600
		世田谷児童相談所	156-0054	世田谷区桜丘 5-28-12	03-5477-6301
14	神奈川	中央児童相談所	252-0813	藤沢市亀井野 3119	0466-84-1600
		平塚児童相談所	254-0075	平塚市中原 3-1-6	0463-73-6888
		鎌倉三浦地域児童相談所	238-0006	横須賀市日の出町 1-4-7	046-828-7050
		小田原児童相談所	250-0042	小田原市荻窪 350-1	0465-32-8000
		厚木児童相談所	243-0004	厚木市水引 2-3-1	046-224-1111
15	新潟	中央児童相談所	950-0121	新潟市江南区亀田向陽 4-2-1	025-381-1111
		長岡児童相談所	940-0857	長岡市沖田 1-237	0258-35-8500
		上越児童相談所	943-0807	上越市春日山町 3-4-17	025-524-3355
		新発田児童相談所	957-8511	新発田市豊町 3-3-2	0254-26-9131
		南魚沼児童相談所	949-6680	南魚沼市六日町 620-2	025-770-2400
16	富山	富山児童相談所	930-0964	富山市東石金町 4-52	076-423-4000
		高岡児童相談所	933-0045	高岡市本丸町 12-12	0766-21-2124
17	石川	中央児童相談所	920-8557	金沢市本多町 3-1-10	076-223-9553
		七尾児童相談所	926-0031	七尾市古府町そ部 8 番 1	0767-53-0811
18	福井	総合福祉相談所	910-0026	福井市光陽 2-3-36	0776-24-5138
		敦賀児童相談所	914-0074	敦賀市角鹿町 1-32	0770-22-0858
19	山梨	中央児童相談所	400-0005	甲府市北新 1-2-12	055-254-8617
		都留児童相談所	402-0054	都留市田原 3-5-24	0554-45-7838
20	長野	中央児童相談所	380-0872	長野市大字南長野妻科 144	026-238-8010
		松本児童相談所	390-1401	松本市波田 9986	0263-91-3370
		飯田児童相談所	395-0157	飯田市大瀬木 1107-54	0265-25-8300
		諏訪児童相談所	392-0131	諏訪市湖南 3248-3	0266-52-0056
		佐久児童相談所	385-0022	佐久市岩村田 3152-1	0267-67-3437
21	岐阜	中央子ども相談センター	500-8385	岐阜市下奈良 2-2-1	058-273-1111
		西濃子ども相談センター	503-0852	大垣市禾森町 5-1458-10	0584-78-4838
		中濃子ども相談センター	505-8508	美濃加茂市古井町下古井 2610-1	0574-25-3111
		東濃子ども相談センター	507-8708	多治見市上野町 5-68-1	0572-23-1111
		飛騨子ども相談センター	506-0032	高山市千島町 35-2	0577-32-0594
22	静岡	中央児童相談所	426-0026	藤枝市岡出山 2-2-25	054-646-3570
		賀茂児童相談所	415-0016	下田市中 531-1	0558-24-2038
		東部児童相談所	410-8543	沼津市髙島本町 1-3	055-920-2085
		富士児童相談所	416-0906	富士市本市場 441-1	0545-65-2141
		西部児童相談所	438-8622	磐田市見付 3599-4	0538-37-2810
23	愛知	中央児童・障害者相談センター	460-0001	名古屋市中区三の丸 2-6-1	052-961-7250
		海部児童・障害者相談センター	496-8535	津島市西柳原町1-14	0567-25-8118
		知多児童・障害者相談センター	475-0902	半田市宮路町 1-1	0569-22-3939
		西三河児童・障害者相談センター	444-0860	岡崎市明大寺本町 1-4	0564-27-2779
		豊田加茂児童・障害者相談センター	471-0024	豊田市元城町 3-17	0565-33-2211
		新城設楽児童・障害者相談センター	441-1326	新城市字中野 6-1	0536-23-7366
		東三河児童・障害者相談センター	440-0806	豊橋市八町通 5-4	0532-54-6465
		一宮児童相談センター	491-0917	一宮市昭和 1-11-11	0586-45-1558
		春日井児童相談センター	480-0304	春日井市神屋町 713-8	0568-88-7501
		刈谷児童相談センター	448-0851	刈谷市神田町 1-3-4	0566-22-7111
24	三重	北勢児童相談所	510-0894	四日市市大字泊村 977-1	059-347-2030

		中勢児童相談所	514-0113	津市一身田大古曽 694-1	059-231-5666
		南勢志摩児童相談所	516-8566	伊勢市勢田町 628-2	0596-27-5143
		伊賀児童相談所	518-8533	伊賀市四十九町 2802	0595-24-8060
		紀州児童相談所	519-3695	尾鷲市坂場西町 1-1	0597-23-3435
25	滋賀	中央子ども家庭相談センター	525-0072	草津市笠山 7-4-45	077-562-1121
		彦根子ども家庭相談センター	522-0043	彦根市小泉町 932-1	0749-24-3741
		大津・高島子ども家庭相談センター	520-0801	大津市におの浜 4-4-5	077-548-7768
26	京都	家庭支援総合センター	605-0862	京都市東山区清水 4-185-1	075-531-9600
		宇治児童相談所	611-0033	宇治市大久保町井ノ尻 13-1	0774-44-3340
		京田辺支所	610-0332	京田辺市興戸小モ詰 18-1	0774-68-5520
		福知山児童相談所	620-0881	福知山市字堀小字内田 1939-1	0773-22-3623
27	大阪	中央子ども家庭センター	572-0838	寝屋川市八坂町 28-5	072-828-0161
		池田子ども家庭センター	563-0041	池田市満寿美町 9-17	072-751-2858
		吹田子ども家庭センター	564-0072	吹田市出口町 19-3	06-6389-3526
		東大阪子ども家庭センター	577-0809	東大阪市永和 1-7-4	06-6721-1966
		富田林子ども家庭センター	584-0031	富田林市寿町 2-6-1 大阪府南河内府民センタービル内	0721-25-1131
		岸和田子ども家庭センター	596-0043	岸和田市宮前町 7-30	072-445-3977
28	兵庫	中央こども家庭センター	673-0021	明石市北王子町 13-5	078-923-9966
		洲本分室	656-0021	洲本市塩屋 2-4-5	0799-26-2075
		西宮こども家庭センター	662-0862	西宮市青木町 3-23	0798-71-4670
		尼崎駐在（※電話は西宮こども家庭センターに転送されます）	661-0024	尼崎市三反田町 1-1-1	06-6423-0801
		川西こども家庭センター	666-0017	川西市火打 1-22-8	072-756-6633
		丹波分室	669-3309	丹波市柏原町柏原 688	0795-73-3866
		姫路こども家庭センター	670-0092	姫路市新在家本町 1-1-58	079-297-1261
		豊岡こども家庭センター	668-0063	豊岡市正法寺 446	0796-22-4314
29	奈良	中央こども家庭相談センター	630-8306	奈良市紀寺町 833	0742-26-3788
		高田こども家庭相談センター	635-0095	大和高田市大中 17-6	0745-22-6079
30	和歌山	子ども・女性・障害者相談センター	641-0014	和歌山市毛見 1437-218	073-445-5312
		紀南児童相談所	646-0011	田辺市新庄町 3353-9	0739-22-1588
		新宮分室	647-8551	新宮市緑ヶ丘 2-4-8	0735-21-9634
31	鳥取	中央児童相談所	680-0901	鳥取市江津 318-1	0857-23-6080
		米子児童相談所	683-0052	米子市博労町 4-50	0859-33-1471
		倉吉児童相談所	682-0021	倉吉市宮川町 2-36	0858-23-1141
32	島根	中央児童相談所	690-0823	松江市西川津町 3090-1	0852-21-3168
		隠岐相談室	685-8601	隠岐郡隠岐の島町港町塩口 24	08512-2-9706
		出雲児童相談所	693-0051	出雲市小山町 70	0853-21-0007
		浜田児童相談所	697-0005	浜田市上府町イ 2591	0855-28-3560
		益田児童相談所	698-0041	益田市高津 4-7-47	0856-22-0083
33	岡山	中央児童相談所	700-0807	岡山市北区南方 2-13-1	086-235-4152
		倉敷児童相談所	710-0052	倉敷市美和 1-14-31	086-421-0991
		井笠相談室	714-8502	笠岡市六番町 2-5	0865-69-1680
		高梁分室	716-8585	高梁市落合町近似 286-1	0866-21-2833
		高梁分室新見相談室	718-8550	新見市高尾 2400	0866-21-2833
		津山児童相談所	708-0004	津山市山北 288-1	0868-23-5131
34	広島	西部こども家庭センター	734-0003	広島市南区宇品東 4-1-26	082-254-0381
		東部こども家庭センター	720-0838	福山市瀬戸町山北 291-1	084-951-2340
		北部こども家庭センター	728-0013	三次市十日市東 4-6-1	0824-63-5181
35	山口	中央児童相談所	753-0214	山口市大内御堀 922-1	083-922-7511
		岩国児童相談所	740-0016	岩国市三笠町 1-1-1	0827-29-1513
		周南児童相談所	745-0836	周南市慶万町 2-13	0834-21-0554
		宇部児童相談所	755-0033	宇部市琴芝町 1-1-50	0836-39-7514
		下関児童相談所	751-0823	下関市貴船町 3-2-2	083-223-3191
		萩児童相談所	758-0041	萩市江向 531-1	0838-22-1150
36	徳島	中央こども女性相談センター	770-0942	徳島市昭和町 5-5-1	088-622-2205
		南部こども女性相談センター	774-0011	阿南市領家町野神 319	0884-22-7130
		西部こども女性相談センター	777-0005	美馬市穴吹町穴吹字明連 23	0883-53-3110
37	香川	子ども女性相談センター	760-0004	高松市西宝町 2 丁目 6-32	087-862-8861
		西部子ども相談センター	763-0082	丸亀市土器町東 8 丁目 526	0877-24-3173

38	愛媛	福祉総合支援センター	790-0811	松山市本町 7-2	089-922-5040
		東予子ども・女性支援センター	792-0825	新居浜市星原町 14-38	0897-43-3000
		南予子ども・女性支援センター	798-0060	宇和島市丸之内 3-1-19	0895-22-1245
39	高知	中央児童相談所	781-5102	高知市大津甲 770-1	088-866-6791
		幡多児童相談所	787-0050	四万十市渡川 1-6-21	0880-37-3159
40	福岡	福岡児童相談所	816-0804	春日市原町 3-1-7	092-586-0023
		久留米児童相談所	830-0047	久留米市津福本町 281	0942-32-4458
		田川児童相談所	826-0041	田川市大字弓削田 188	0947-42-0499
		大牟田児童相談所	836-0027	大牟田市西浜田町 4-1	0944-54-2344
		宗像児童相談所	811-3436	宗像市東郷 5-5-3	0940-37-3255
		京築児童相談所	828-0021	豊前市大字八屋 2007-1	0979-84-0407
41	佐賀	中央児童相談所	840-0851	佐賀市天祐 1-8-5	0952-26-1212
		唐津分室	847-0012	唐津市大名小路 3-1	0955-73-1141
42	長崎	長崎こども・女性・障害者支援センター	852-8114	長崎市橋口町 10-22	095-844-6166
		佐世保こども・女性・障害者支援センター	857-0034	佐世保市万徳町 10-3	0956-24-5080
43	熊本	中央児童相談所	861-8039	熊本市東区長嶺南 2-3-3	096-381-4451
		八代児童相談所	866-8555	八代市西片町 1660	0965-33-3247
44	大分	中央児童相談所	870-0889	大分市荏隈 5 丁目	097-544-2016
		中津児童相談所	871-0024	中津市中央町 1-10-22	0979-22-2025
45	宮崎	中央児童相談所	880-0032	宮崎市霧島 1-1-2	0985-26-1551
		都城児童相談所	885-0017	都城市年見町 14-1-1	0986-22-4294
		延岡児童相談所	882-0803	延岡市大貫町 1-2845	0982-35-1700
46	鹿児島	中央児童相談所	891-0175	鹿児島市桜ヶ丘 6-12	099-264-3003
		大島児童相談所	894-0012	奄美市名瀬小俣町 20-2	0997-53-6070
		大隅児童相談所	893-0011	鹿屋市打馬 2-16-6	0994-43-7011
47	沖縄	中央児童相談所	903-0804	那覇市首里石嶺町 4-404-2	098-886-2900
		八重山分室	907-0002	石垣市真栄里 438-1（八重山福祉保健所内）	0980-88-7801
		コザ児童相談所	904-2143	沖縄市知花 6-34-6	098-937-0859
48	札幌市	札幌市児童相談所	060-0007	札幌市中央区北7条西 26	011-622-8630
49	仙台市	仙台市児童相談所	981-0908	仙台市青葉区東照宮 1-18-1	022-219-5111
50	さいたま市	さいたま市児童相談所	338-8686	さいたま市中央区下落合 5-6-11	048-840-6107
51	千葉市	千葉市児童相談所	261-0003	千葉市美浜区高浜 3-2-3	043-277-8880
52	横浜市	中央児童相談所	232-0024	横浜市南区浦舟町 3-44-2	045-260-6510
		西部児童相談所	240-0001	横浜市保土ケ谷区川辺町 5-10	045-331-5471
		南部児童相談所	235-0045	横浜市磯子区洋光台 3-18-29	045-831-4735
		北部児童相談所	224-0032	横浜市都筑区茅ケ崎中央 32-1	045-948-2441
53	川崎市	こども家庭センター	212-0058	川崎市幸区鹿島田 1-21-9	044-542-1234
		中部児童相談所	213-0013	川崎市高津区末長 1-3-9	044-877-8111
		北部児童相談所	214-0038	川崎市多摩区生田 7-16-2	044-931-4300
54	相模原市	相模原市児童相談所	252-0206	相模原市中央区淵野辺 2-7-2	042-730-3500
55	横須賀市	横須賀市児童相談所	238-8525	横須賀市小川町16	046-820-2323
56	新潟市	新潟市児童相談所	951-8133	新潟市中央区川岸町 1-57-1	025-230-7777
57	金沢市	金沢市児童相談所	921-8171	金沢市富樫 3-10-1	076-243-4158
58	静岡市	静岡市児童相談所	420-0947	静岡市葵区堤町 914-417	054-275-2871
59	浜松市	浜松市児童相談所	430-0929	浜松市中区中央 1-12-1	053-457-2703
60	名古屋市	名古屋市中央児童相談所	466-0858	名古屋市昭和区折戸町 4-16	052-757-6111
		名古屋市西部児童相談所	454-0875	名古屋市中川区小城町 1-1-20	052-365-3231
61	京都市	京都市児童相談所	602-8155	京都市上京区竹屋町通千本東入主税町 910-25	075-801-2929
		京都市第二児童相談所	612-8434	京都市伏見区深草加賀屋敷町 24-26	075-612-2727
62	大阪市	大阪市こども相談センター	540-0003	大阪市中央区森ノ宮中央 1-17-5	06-4301-3100
		大阪市南部こども相談センター	547-0026	大阪市平野区喜連西 6-2-55	06-6718-5050
63	堺市	堺市子ども相談所	590-0808	堺市堺区旭ヶ丘中町 4-3-1（堺市立健康福祉プラザ3階）	072-245-9197
64	神戸市	こども家庭センター	650-0044	神戸市中央区東川崎町 1-3-1	078-382-2525
65	岡山市	岡山市こども総合相談所	700-8546	岡山市北区鹿田町 1-1-1	086-803-2525
66	広島市	広島市児童相談所	732-0052	広島市東区光町 2-15-55	082-263-0694
67	北九州市	子ども総合センター	804-0067	北九州市戸畑区汐井町 1-6	093-881-4556
68	福岡市	こども総合相談センター	810-0065	福岡市中央区地行浜 2-1-28	092-832-7100
69	熊本市	熊本市児童相談所	862-0971	熊本市中央区大江 5-1-50	096-366-8181

※ 1 　　　 一時保護所を設置する児童相談所
※ 2 　　　 一時保護所を2ヵ所設置する児童相談所
→ 児童相談所数＝ 210 ヵ所（平成 29 年 4 月 1 日現在）
→ 一時保護所数＝ 136 ヵ所（平成 29 年 4 月 1 日現在）

[gene] 書籍のご案内

臨床・実務に役立つ1冊をご紹介します！

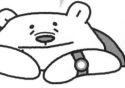

4/25 発売！

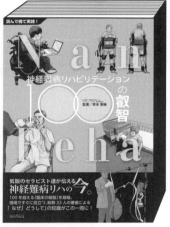

監著 寄本 恵輔
国立精神・神経医療研究センター
身体リハビリテーション科 理学療法主任

神経難病リハのノウハウを一冊に！

気鋭のセラピスト達が伝える神経難病リハの今。

amazon ランキング 第1位！
リハビリテーション医学部門
(2018.4)

患者と臨床で向き合えば、避けては通れない場面がある。
神経難病は原因不明で根治困難な希少疾患。多様な症状を呈し、進行する、治療やケアには個別性が高く、症状が進行すれば医療依存度は高まり、介護負担が増加し、患者のみならず家族を含めたケアが求められている。この神経難病にリハビリテーションがどう関わるのか……。
　科学的根拠を患者に適合するには試行錯誤が必要である。
　科学的根拠がないなら、さらなる試行錯誤が必要となる。
本書において神経難病リハのエキスパート達の革新的な評価と心揺さぶられるようなアプローチを知ることで、今日から実践できる臨床へと繋げてほしい。

神経難病リハビリテーション 100の叡智

体裁 B5判 512ページ
定価6,480円＋税/ISBN978-4-905241-82-9

好評につき重版出来！

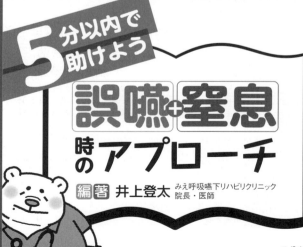

現役呼吸器内科医がレクチャー！

食事介助の「いざという時」に。

amazon ランキング 第1位！
リハビリテーション医学部門
(2017.12)

呼吸器内科を専門に活躍中の医師が執筆する「いざという時」にすぐ動ける！ ための一助となる一冊。窒息した患者さんを救うために必要な、適切な評価と9つの手技とは。
呼吸器を専門に活動する井上先生だからこその、豊富な知識と臨床経験に基づく充実した内容となっています。多くの患者さんから支持をされる優しい人柄からにじみ出る、わかりやすさを意識した作りが見どころです。

5分以内で助けよう！ 誤嚥・窒息時のアプローチ

体裁 A5判 128ページ
定価1,980円＋税/ISBN 978-4-905241-99-7

別冊 小児リハビリテーション

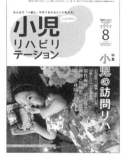

特集は
「小児の訪問リハ」
考え方から臨床での疾患別紹介まで!

雑誌「訪問リハビリテーション」の別冊として、2017年7月に発行。小児リハビリテーションにおける『訪問リハ』を特集として取り上げた。対象となりやすい小児疾患「脳性まひ」「遺伝性疾患」「神経・筋疾患」「発達障害」「重症心身障害児」をわかりやすくまとめた一冊。これから小児のリハビリテーションを始めるセラピスト必見の実務書です。

[体裁] B5判 128ページ
ISBN978-4-905241-39-3
2,500円+税

嚥下障害 エクササイズ&ストレッチ マスターBOOK

amazonランキング
第1位!
リハビリテーション医学部門
(2017.5)

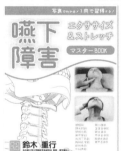

写真とイラストで
「嚥下トレーニング」を
簡単レクチャー!

名古屋大学大学院
医学系研究科・教授
鈴木重行（編・著）

スペシャリストが伝える嚥下障害の触診法を一冊に凝縮！「嚥下の運動療法について詳しく知りたい」「難しい本は苦手なので図解が多いと嬉しい」「触診が正しく出来ているのか不安……」そんな方におすすめの一冊です。嚥下の筋力維持・強化トレーニングをしたい方にも。

[体裁] B5判 120ページ
ISBN978-4-905241-96-6
3,200円+税

2018年6月15日改訂版発売!
訪問リハビリテーション 完全マニュアル

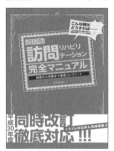

22人のセラピストから学ぶ実践マニュアル
疑問や不安を解決!

日本で唯一の訪問リハビリテーション専門誌編集部がまとめた、訪問リハガイドの決定版! 22人の現役セラピストが集結し、必要物品やレセプト知識などの基礎から、障害像別のポイント、困難ケースへの対処法など、現場で役に立つ情報が満載。これからはじめる、ここからステップアップしたいと感じる、すべての訪問リハビリテーション従事者に読んでいただきたい1冊です。

[体裁] B5判 304ページ（仮）
ISBN978-4-905241-79-9
4,000円+税

極める! 脳卒中リハビリテーション 必須スキル

amazonランキング
第1位!
リハビリテーション医学部門
(2016.9.17)

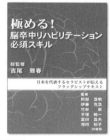

日本を代表する
セラピストが伝える
フラグシップテキスト

総監修
吉尾雅春（総監）ほか

大好評につき重版! 脳の損傷に対して起こるさまざまな病態や現象に対してセラピストが応えられるよう、脳画像を見る・読み取る。システム障害を起こした脳画像を見た時、そこから導き出される問題や可能性を見出し、目標設定に反映させていくための基礎知識、臨床応用のための知識を一冊のテキストに。

[体裁] B5判 232ページ
ISBN978-4-905241-95-9
4,500円+税

生活期リハ・訪問リハで役立つ
フィジカルアセスメント リスク管理ハンドブック

amazonランキング1位!
(2015.7.3)

臨床や実習で!
リハスタッフはもちろん、看護師・学生の方にも好評です!

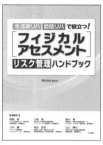

即断・即決に役立つ
療法士必携の一冊。

生活期・訪問リハを5項目（バイタルサイン・聴診・問診・視診・触診）に段階分類しまとめたリスク管理の実践書。フローチャートを多数掲載し、内科系や日常の臨床で遭遇しやすい症例を絞りこみ、診て、触って、測って「いつもと違う」と判断する過程を整理し、連携する多職種に状況説明ができるよう、イラスト図解でわかりやすくしました。新人療法士や学生におすすめのポケット本です。

[体裁] B6判 264ページ
ISBN978-4-905241-91-1
2,800円+税

通所介護 個別機能訓練加算マニュアル

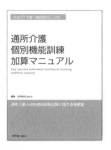

計画書の作り方や
人員配置、実例など!

平成27年度介護報酬改定より個別機能訓練加算の算定要件が変わりましたが、適切に算定できているのか、お困りの方もいらっしゃるのではないでしょうか。本誌では、個別機能訓練iとiiの違いを分かりやすく伝え、最新の実例とともに、適切な加算の取り方において、大切なポイントをお伝えします。

[体裁] B5判 182ページ
ISBN978-4-905241-92-8
4,500円+税

お申込みは FAX 050-3852-1905 または
TEL 052-325-6611（出版）まで!

gene 検索
http://www.gene-books.jp

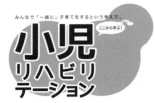

定期購読のご案内

お買い忘れることもなく、発売日にご自宅・勤務先などのご指定の場所へお届けする便利でお得な年間購読をご検討ください。

オトクな定期購読のご案内（直販限定）

[発売日に確実にお手元へ]
発売日に合わせ、ご自宅等に毎号発送いたします（送料無料）

[少しでもお得に]
直販お申込みのお客さまに限り、消費税と送料が無料です。
※直販＝株式会社geneのウェブショップ及びFAX・TELでの定期購読お申込み、もしくはfujisanマガジンサービス経由にて定期購読をお申込みの方に限ります。

定期購読料[年3冊分] (6月・10月・翌2月)
7,500円（送料・消費税込）
定価：2,500円（＋税）B5判
※到着予定日は配送地域により誤差があります

※定期購読のお取り扱いは弊社へのお申込のみのお取り扱いとなっております。

株式会社geneウェブサイトまたは、**FAXにてお申し込みください**
※お電話でもお申込を承っております。　☎ 052-325-6611

ご購読お申し込みアドレス

http://www.gene-llc.jp/

携帯電話からも右記QRコードよりお申し込みいただけます。
※お申込み前にお客様携帯メールの受信設定のご確認をお願いいたします。

ご購読FAX申込用紙　　FAX番号➡：050-3852-1905

◆お名前のフリガナ、連絡先電話・FAX番号、ご住所のマンション・アパート名、部屋番号をお忘れなくご記入ください。
◆枠線内の該当する□に✓をつけてください。

定期購読	□新規　□継続	vol.02（10月発行分）〜vol.04（2019年6月発行分）3冊分を申し込みます。		
お申し込み日：	2018 年　　月　　日		□法人	□個人
お届け先	フリガナ／法人名もしくは個人名		部署名	担当者名
	フリガナ／ご住所　〒　－			
	E-MAIL			
	電話番号　　－　　－	FAX番号　　－　　－		
ご入金方法をお選びください	□銀行振込　ご入金名　□同上　□右記（※同上と異なる場合はご記入ください）			
	□コンビニ支払 ※コンビニ払込票を送付いたします。（請求書付き）手数料324円　▶自動継続（コンビニ払の方のみです）　□希望する　・　□希望しない			

※定期購読の皆様の個人情報は弊社のプライバシーポリシーに基づいて厳重に管理し、『小児リハビリテーション』本誌及び定期購読に関連するご案内と発送業務に使用させていただきます。その他弊社書籍などのご案内をお送りすることがございます。

お申し込み内容確認後、メール等にて入金方法等のご案内を差し上げます。

お問合せ・お申込み

「小児リハビリテーション」編集部（株式会社 gene　セミナー出版事業部門内）
株式会社gene（ジーン）　〒461-0004　愛知県名古屋市東区葵1丁目26-12　IKKO新栄ビル 6階
TEL:052-325-6611（出版）　FAX:050-3852-1905　e-mail:publisher@gene-llc.jp

投稿規定

1.募集
「症例報告」
「トピックス」
「ピアサポート」

2.掲載の採否について
①掲載の採否は編集部で決定します。審査の結果、加筆・修正・削除などをお願いすることがございます。
②著者校正は1回とします
③掲載者には献本として、掲載号を1部お送りいたします。
④国内外を問わず、他誌および他媒体に発表されたもの、もしくは今後発表予定の投稿は固くお断りいたします。

3.執筆規定
①執筆にあたり、対象者あるいはご家族の了解を得てください。また、本文中に了解を得ている旨の一文を付記してください。
②横書き、現代仮名づかい、数字は算用数字とします。本文と図表は分けて作成してください。
③原稿とは別に、以下の事項を記入した点紙を1枚目に添付してください。
    a.投稿希望区分
    b.論文タイトル
    c.著者名(ふりがな)+肩書(理学療法士、作業療法士、言語聴覚士など)
    d.所属先
    e.連絡先(住所、TEL・FAX、メールアドレス)
④本文中において、固有名詞(Facebook、iPad、アイスノン、オセロなど)の表現は避けてください
⑤郵送でご送付いただく場合は、原稿をプリントアウトしたものと、原稿データを保存した記録媒体(CD-ROMなど)を添付してください。
⑥外国人名には原語を用い、タイプまたは活字体で明瞭に書くこと。国外の地名はカタカナ書きとします。専門用語の外国語表記は避けてできる限り訳語を用い、必要に応じて( )内に原語を入れてください。

4.文献について
①引用文献は引用順に番号を付して配列、参考文献は筆頭筆者を五十音順に並べて本文とは別に掲げてください。
②本文中で投稿者自身(共著者含む)の文献を引用する場合には「著者(ら)」「われわれ」などの表記を避け、該当論文の執筆著者名を挙げてください。
③文献は規定原稿字数に含まれます。

5.原稿文量
①以下の各欄の原稿枚数については、図・表・写真などは1点を400字と数えてください。
②図・表・写真などをなるべく使用し、視覚的に見やすい原稿の作成をお願いいたします。
    ＜例＞「症例報告」……原稿文字数:400字詰め原稿用紙=16枚程度

6.著作権について
本誌に掲載する著作物の複製権、上映権、公衆送信権、翻訳・翻案権・二次的著作物利用権、譲渡権などは株式会社geneに譲渡されたものとします※著作者自身のこれらの権利を拘束するものではありませんが、再利用される場合には事前に弊社あてにご一報ください。

7.引用・転載の許諾について
他著作物からの引用・転載については、著作権保護のため、原出版社および原筆者の許諾が必要です。あらかじめ許諾を得てください。

8.原稿送付・お問い合わせ先
株式会社gene　定期刊行誌「小児リハビリテーション」編集部
〒461-0004　名古屋市東区葵1-26-12　IKKO新栄ビル6階
TEL　052-325-6611　FAX　050-3852-1905　Mail　publisher@gene-llc.jp
URL　http://www.gene-books.jp/

●編集委員●

中　徹
群馬パース大学 保健科学部
理学療法学科 学科長 教授
理学療法士

中路 純子
フリーランス　作業療法士
元 中部大学 生命健康科学部 作業療法学科 教授

多田 智美
鈴鹿医療科学大学
保健衛生学部 理学療法学科
助教　理学療法士

畠山 久司
株式会社LITALICO
作業療法士

安井 隆光
株式会社Loving Look
こども訪問看護ステーションじん　おかざき
多機能型事業所 JIN KIDS
理学療法士

NEXT▶ 発達障害②
介入方法

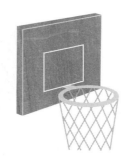

次号では発達障害のある子どもたちの「困りごと」に対して、各専門職の視点から、考え方やアプローチ方法をお伝えし、具体的なかかわり方を紹介します。
　また、創刊号で紹介できなかった言語発達についても取り上げていきたいと思います。連載「内部障害」には、循環器を取り上げます。子どもたちを支えるみなさまの一助となれましたら、幸甚に存じます。
（編集部）

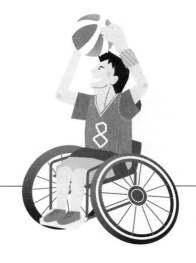

小児リハビリテーション　創刊号 vol.1
2018年6月15日発行（6月・10月・翌2月15日/年3回発行）
定価：2,500円
年間定期購読料（3冊分）：7,500円（配送料・消費税込）

編　　集：株式会社gene（ジーン）編集部
代 表 者：張本浩平
発 行 所：〒461-0004　愛知県名古屋市東区葵1丁目26-12　IKKO新栄ビル 6階
Ｔ Ｅ Ｌ：052-325-4406（代表）
メ ー ル：publisher@gene-llc.jp
Ｗ ｅ ｂ：http://www.gene-books.jp/
印刷・製本：株式会社シナノパブリッシングプレス
広告申し込み所：㈱医薬広告社　TEL：03-3814-1971

○本書に掲載する著作物の複製権・上映権・譲渡権・公衆送信器（送信可能化権を含む）は株式会社geneが保有しています。
○本書の無断複写は著作権法上での例外を除き禁じられています。

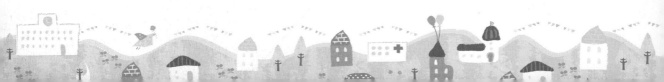